家庭小偏方，大健康守护

杨 力—— 编著

U0242090

中国轻工业出版社

图书在版编目（CIP）数据

家庭小偏方，守护大健康 / 杨力编著 . —北京：
中国轻工业出版社，2024.7
ISBN 978-7-5184-4670-4

I.①家… Ⅱ.①杨… Ⅲ.①土方—汇编 Ⅳ.
①R289.2

中国国家版本馆CIP数据核字（2024）第 049303 号

责任编辑：赵　洁　　　　责任终审：滕炎福　　设计制作：悦然生活
策划编辑：付　佳　赵　洁　责任校对：晋　洁　　责任监印：张京华

出版发行：中国轻工业出版社（北京鲁谷东街5号，邮编：100040）
印　　刷：北京博海升彩色印刷有限公司
经　　销：各地新华书店
版　　次：2024 年 7 月第 1 版第 1 次印刷
开　　本：710×1000　1/16　印张：11
字　　数：180 千字
书　　号：ISBN 978-7-5184-4670-4　定价：49.80 元
邮购电话：010-85119873
发行电话：010-85119832　010-85119912
网　　址：http://www.chlip.com.cn
Email：club@chlip.com.cn

序

小偏方有大功效

中医药学博大精深，像一棵根深叶茂的巨树，几千年来，为中国人的健康长寿保驾护航。辨证论治、中药方剂、针灸推拿……是中医学的核心精华，就像大树的主干。而小偏方就好比树上的枝叶，虽小却不可或缺。小偏方简易有效，不良反应小，更适合普通家庭日常的保健。

本书介绍了各种食疗、药膳，穴位按摩、艾灸、拍打推揉，吞津热敷等实用的小偏方，既可调理全家男女老少的常见疾病，还能应对紧急情况下的不适症状；不但能减轻疾病的痛苦，还能帮助人们健康长寿。所以小偏方有大功效。

本书是一本简单易行的养生保健手册，在此向广大读者推荐。

2024.1.20 于北京

目录

第三章

小偏方大功效

紧急时刻的缓解方

第六章　小偏方大功效　小孩小病全跑掉

第七章　小偏方大功效　女人烦恼一扫光

第1课 使用偏方前，得明白这5点

偏方作为中药养生保健的一部分，有其独特的价值和功效，可以作为疾病正规治疗和调养的补充。但是，如果不能正确使用，也会有一些安全隐患。因此，我们在使用偏方时要注意以下几点。

❶ 因时、因地、因人制宜。

偏方疗效会因时令、地域和各人的身体状况不同而异，采用偏方时，要根据地域和自己的身体情况选用合适的方剂，适时地进行疗补。若不加分析辨证，胡乱选用，很容易出意外。

❷ 不要盲目迷信小偏方。

很多人有病乱投医，或者在治疗费用较高的时候，会听信一些江湖游医的小偏方，也有某些机构用偏方来做骗钱的幌子蒙骗患者，结果不仅花了冤枉钱，还没有什么效果，有的甚至还出现了不良反应，得不偿失。

❸ 弄清偏方的来源和组成。

使用偏方时要弄清其来源和组成，特别是一些同名或相似的药物的服法、用量和疗程，要确认准确以后再使用，不可掉以轻心，以免酿成严重后果。

❹ 求助专业医师指导。

选偏方时一定要请有经验的医生进行指导，由医生根据病情，确定选用哪一种偏方，不要自作主张。

❺ 客观地看待小偏方。

生活中有些人对偏方治病积极拥护，身体哪里不舒服都会先找偏方；还有一类人是严重抵制，将"偏方"与"不科学""忽悠"画等号。其实，两种做法都是不正确的。主流医学界对偏方也并不是一味排斥，因为很多小偏方经过几百年的使用，确实证明有效。因此，我们要客观地看待小偏方，既不要一棍子打死，也不要盲目相信。这样才能更好地使用偏方，让它为我们的身体健康服务。

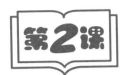 **如何用好食物偏方**

在众多偏方中，食疗偏方是最常见、最方便的。有些食材是药食同源的，也存在"四性"和"五味"。通过食补、食疗治疗某些疾病或调养身体，要比吃药好。先了解自己的体质，再有针对性地选择食物，对身体大有裨益。

食物"四性"

"四性"，包括寒、凉、温、热四种属性，更准确地说，还有一种介于这四者中间的平性。食物在人体内作用的性质与它们所治疗疾病的寒热性质相对，即中医里讲的"热者寒之""寒者热之"。打个比方，生活中大家常吃的绿豆性寒凉，所以能清热、败火、解毒；生姜性温，所以可驱寒。

食物"五味"

"五味"，包括酸、苦、甘、辛、咸，对应人体的五脏——肝、心、脾、肺、肾。吃酸的对肝有好处，吃苦的对心有好处，吃甘的对脾有好处，吃辛的对肺有好处，吃咸的对肾有好处。当然，凡事过犹不及，不管吃什么一定要适可而止。如果本身属于燥热体质，吃太多辛味食物，便会出现咽喉疼、长痘等症状。

Tips: 中药的升降沉浮与归经

与食物相比，中药的偏性更强，不仅有四性五味，还要考虑归经、升降沉浮等因素，日常选择中药制作药膳时需要注意。

升降沉浮是指药物作用于人体后表现出的上下升降、表里出入的趋势，还有部分中药升降浮沉的特性不明显，主要起和中健脾、补血益气的作用。如菊花、桑叶、麻黄等能上升发散达表，赭石、熟地等能下降沉潜入里，而藿香、白术、甘草、当归等作用于中焦。另外，升降沉浮会因加工、配伍等发生改变，如酒制则升，盐炒则下行。归经是药物对人体的某条经脉以及该经脉所属脏腑具有选择性作用。如枸杞子归肝、肾经，具有滋补肝肾的功效。

第3课 如何正确掌握剂量

中药调理主要是调节脏腑功能，侧重标本兼治，要根据实际情况因人而异、因病不同选择正确的剂量。

❶ 药材

质量：尽量购买质量好的药材，用量要小。

质地：花、叶、皮、枝等质地轻的花叶类药材少放；矿物、介壳等质量重的可稍重；鲜品可适当多些。

性味：药性弱、药味淡、作用温和的药材酌情多放，反之要减少用量。

❷ 患者

年龄：年龄过小的儿童和年龄大的老年人，由于身体功能的原因，用药剂量要小于中青年。通常，5岁以下的儿童用药为成人的1/4，6岁以上的儿童为成人的1/2，老年人根据身体状况减量。

性别：通常男女用药差别不大，需要注意的是，女性在月经期和妊娠期选用活血祛瘀的药材时要慎重。

病情：病程长且病情缓而轻的患者，用量宜轻，反之宜适当加大用量。

其他：体质强者用量宜大，体弱者要少；体力劳动者比脑力劳动者用量宜大等。

❸ 应用

通常，单味药的用量较入复方时剂量大些，作汤剂的大多数药材较入散、丸剂等用量重些。当然，由于不同的药材有多重药效，用药目的不同，剂量也不一样，如洋金花用于止咳、平喘、止痛时每日不超过1.5克，而用于麻醉时，剂量可达20克。

需要提醒的是，如果不懂医学知识，用前一定要咨询专业医师，不要乱用偏方，以免造成严重的后果。

> 注：本书出现的偏方内容仅供读者居家养生应用。中医学讲究"辨证施治""因人而宜"，每个偏方的用药剂量仅供参考，具体使用时建议读者根据自身情况详询专业医师，遵从医嘱灵活运用。

第一章 小偏方 大功效

适合全家的
四季养生保健方

来杯玫瑰柠檬茶

根据中医五脏主时理论，肝在时为春。春季万物复苏，肝气也随之升发，要顺应这股升发之气，尽量让自己保持良好的心态，以促进新陈代谢和能量转换，为一整年的健康打下基础。此时选择养肝补脾的小偏方，能调理肝脾，补益气血。

玫瑰花具有行气活血的功效；柠檬草可帮助健脾养胃、利尿解毒；梅花有疏肝理气、化痰散结的功效。三者搭配疏肝解郁、养颜活血，适合春季饮用。

玫瑰柠檬茶 ＼疏肝理气 ／

材料 梅花干品、玫瑰花干品各 5 朵，柠檬草干品 5 克。

调料 蜂蜜适量。

做法

❶ 将上述花草一起放入杯中，冲入沸水，盖盖闷泡约 5 分钟。

❷ 调入蜂蜜即可。

用法 代茶频饮。

特别叮嘱 此茶有活血作用，月经过多的女性忌用。

同效小偏方

伸懒腰活血养肝

闲暇之余伸伸懒腰，能舒气活血、通畅经络，有助于保养肝脏。取站姿，头后仰，双臂展开尽量向上向后外扩，身体保持挺直让上半身肌肉绷紧，维持 5 个深呼吸。

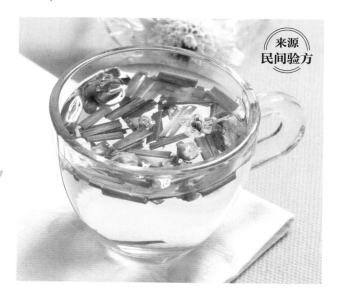

来源
民间验方

陈皮枣蜜饮帮大忙

《黄帝内经》有："冬伤于寒，春必温病。"意在冬季被寒气所伤，却没有逼出寒气，寒气就会在人体内积存为"陈寒"。到了春天，人体阳气生发，潜伏的寒气也就跟着升发。寒极生热，就容易引起一些温病流行，比如流感、病毒性肺炎等都属于中医温病范畴。陈皮枣蜜饮、甜菊龙眼茶等能帮助祛陈寒、调益气血。

陈皮有理气健脾、燥湿化痰、和中止痛的功效，红枣有补中益气、养血安神的功效。二者搭配蜂蜜冲茶清甜可口，能帮助祛陈寒、利湿健脾。

陈皮枣蜜饮 \ 排寒祛湿，益气养血 /

材料 去核红枣20克，陈皮5~10克。

调料 蜂蜜适量。

做法

❶ 锅内放入红枣，炒至微焦，加入洗净的陈皮，倒入适量水煎15分钟。

❷ 凉至温热，调入蜂蜜即可。

用法 代茶频饮。

特别叮嘱 便秘者不宜过多饮用。

同效小偏方

**甜菊龙眼茶
带出体内陈寒**

龙眼肉养血安神、补益心脾，生姜温中散寒。取龙眼肉干品5克，生姜、甜叶菊的叶子各1片，放入杯中，倒入沸水冲泡约8分钟后即可饮用。

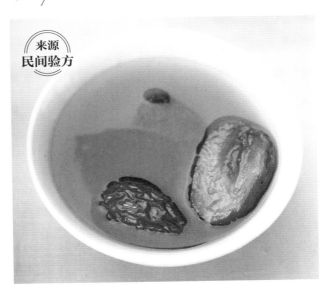

来源
民间验方

春困没食欲

喝一杯醒神健脾茶

冬季身体处于收敛状态，到了春天阳气生发，气温回升，血液循环加快，导致大脑供血量不足，人容易困倦、没食欲。此时，早睡早起、按摩头部或梳头能帮助缓解此类症状。饮食上可吃些葱、香菜、菠菜、韭菜、芹菜、春笋等辛甘发散之品，日常喝点薄荷、菊花、迷迭香等泡的茶饮效果也不错。

薄荷菊花茶 \ 提神醒脑，去火明目 /

材料 薄荷叶 5 片，菊花干品 3 朵。

做法 将薄荷叶、菊花一起放入杯中，冲入沸水，盖盖闷泡约 3 分钟即可。

用法 代茶频饮。

\特别／\叮嘱／ 风热感冒、头痛、口腔溃疡者适宜饮用，而孕妇、体弱多汗者不宜饮用。

薄荷性凉，有疏散风热、清利头目、疏肝行气的作用；菊花味甘、苦，有去火、明目的功效。薄荷菊花茶能帮助提神醒脑、疏风散热、去春季燥火。

同效小偏方

迷迭香薄荷茶
清凉醒脑，缓解疲劳

迷迭香气味清凉，配以清凉的薄荷，有助于清醒头脑。取迷迭香干品、薄荷叶干品各 3 克，放入杯中，冲入沸水，盖盖闷泡10 分钟后即可饮用。

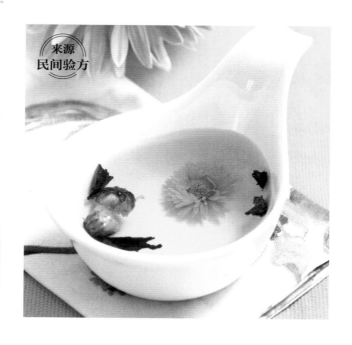

来源
民间验方

夏季祛湿热

冬瓜皮汤效果好

夏季，人容易受湿热之邪困扰，常常会有头昏沉、咽喉肿痛、心悸胸闷、身体沉重等不适症状。夏季可多食有清热祛湿作用的食物，如绿豆、荷叶、冬瓜、薏米等。冬瓜皮汤、金银花茶等祛湿效果也不错。

冬瓜皮性凉，有利水消肿、解热清暑的功效。夏季湿热，饮冬瓜皮汤有助于消暑降火、清热祛湿，帮助调节湿热体质。

冬瓜皮汤 \ 消暑降火，清热祛湿 /

材料 鲜冬瓜皮 90 克。

做法 鲜冬瓜皮放入锅内，加入适量清水，煎取后取汤汁。

用法 每天 1 次。

> **特别叮嘱** 适用于水肿胀满、小便不利者，营养不良而致虚肿者慎用。

同效小偏方

金银花茶清热解毒
芳香化湿

金银花清热解毒，茉莉花健脾化湿。二者搭配泡茶不仅味道清香，还能解毒化湿、利咽护胃。取金银花5克，茉莉花3克，一起放入杯中，倒入沸水，盖盖闷泡5分钟，加适量冰糖调味即可饮用。

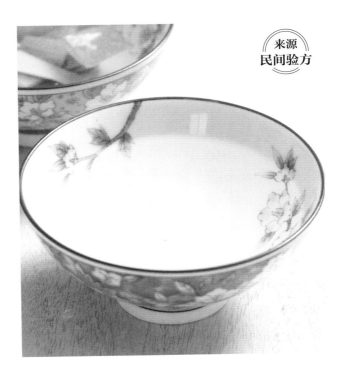

来源 民间验方

盛夏消暑降温

家中常备绿豆水

夏季湿热并行，中暑、风热感冒、空调病等"盛夏烦恼"很容易找上门。夏季应适当吃点苦瓜、苦菜等苦味食物，能清热祛湿。家中常备点藿香正气水，能降暑解毒、化湿和中。绿豆汤、酸梅汤、凉茶、乌梅饮等也有祛湿降温、解暑消渴的作用，非常适宜夏季饮用。

绿豆性寒，味甘，能清热解毒、利水消暑，可帮助缓解暑天发热或自觉内热及伤于暑气的各种疾病。绿豆煮汤有止渴消暑的功效，是传统的解暑佳品。

绿豆汤 \ 清热解毒，止渴消暑 /

材料 绿豆 100 克。

做法

❶ 绿豆洗净，沥干水分后倒入高压锅中。

❷ 在高压锅中加入沸水，煮 25～30 分钟至绿豆软烂即可关火。

用法 每日 1~2 次。

> **特别叮嘱** 高压锅煮绿豆汤可避免发生氧化，保留更多的营养成分。

同效小偏方

酸梅汤解暑消肝火

山楂开胃，乌梅生津，陈皮化湿，搭配做茶饮，消暑解渴效果好。取山楂片、乌梅各 10 克，玫瑰茄、甘草各 8 克，陈皮 4 克，放入清水锅中大火烧沸转小火煮约 20 分钟，滤出茶汤，调入适量蜂蜜即可饮用。

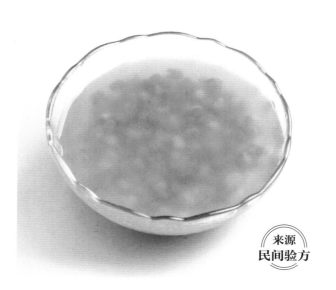

来源 民间验方

天热长痱子

枇杷叶水洗澡清热解毒

夏季的湿热容易引起痱子，即身上起很多小红点，摸上去稍微有扎手的感觉，瘙痒难忍。预防痱子的关键是减少出汗，保持皮肤清洁，穿宽松透气的衣物。长了痱子，推荐用枇杷叶水、淡盐水清洗患处，可以帮助止痒。还可以喝点金银花露，能宣散风热、清热解毒。

《本草纲目》载：「枇杷叶，水煎服。有治脚气之效。」而用枇杷叶煮水沐浴全身，其抗炎抑菌功效能帮助缓解痱子、斑疹等症状，还能预防皮肤瘙痒，使皮肤光滑柔嫩。

枇杷叶水 ╲ 止痒除痱 ╱

材料	枇杷叶 60 克。
做法	枇杷叶去毛、洗净，入锅加水煎 15 分钟，倒入浴盆中，待水温热备用。
用法	洗浴全身，每日 1 次。

特别叮嘱 洗浴时也可加入适量艾叶。

同效小偏方

淡盐水抑菌消炎

淡盐水有抑菌消炎的功效，外洗能帮助缓解痱子症状。将清水温热后，加入适量盐搅匀，用柔软的毛巾蘸淡盐水洗患处，再用温水清洗一下，每日数次。

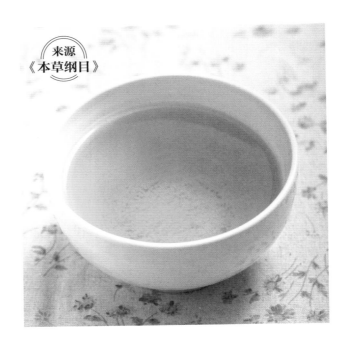

来源《本草纲目》

秋燥嗓子疼

来碗玉竹麦冬银耳羹

北方的秋季气候干燥，空气中缺乏水分，人易感燥邪而生病，表现为咽喉干痛、鼻燥、咳嗽少痰、皮肤干燥、大便干结等。预防和调理秋燥可以从日常生活入手，比如多饮水、多吃润燥生津的食物，如梨、银耳、橙子、黄瓜等。此外，饮用双花润喉茶及桑菊茶，也能帮助缓解秋燥引起的咽喉干痛。

麦冬解热清肺、生津止渴；玉竹和银耳都有润肺滋阴的功效。三者合用，可改善干咳无痰、痰少黏稠或痰中带有血丝、口鼻干燥、咽喉干痛或痒等燥热咳嗽症状。

玉竹麦冬银耳羹 \ 改善燥热咳嗽 /

材料 玉竹、麦冬各 8 克，干银耳 3 克，枸杞子适量。

调料 冰糖 5 克。

做法

❶ 将干银耳泡发，去蒂，洗净。

❷ 锅置火上，加入适量清水，放入玉竹、麦冬和银耳、枸杞子，煮至银耳发黏，加冰糖搅拌至化开即可。

用法 每日 1 次。

同效小偏方

桑菊茶清肺利咽

桑叶、杭白菊清肺润燥；玉竹养阴止渴；山楂调理脾胃助消化。以上材料共同泡成桑菊茶可预防因秋燥引起的咽喉肿痛。取桑叶、玉竹各 2 克，杭白菊干品 4 朵，山楂干品 3 克，一起放入杯中，倒入沸水盖盖闷泡约 8 分钟后即可饮用。

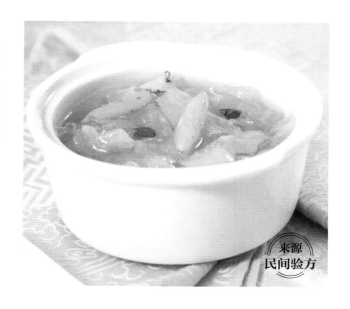

来源 民间验方

秋季宜润肺

来碗冰糖百合雪梨汤

秋燥最易伤肺，使人出现口干舌燥、鼻干出血、喉痒咽干、皮肤干燥、咳嗽等不适症状。所以秋天保养的重点在于养肺阴，推荐食用润燥滋阴的食物，如百合、雪梨、莲藕、葡萄等。

冰糖百合雪梨汤 \ 滋阴润燥佳品 /

材料 雪梨 100 克，鲜百合 20 克，干银耳、枸杞子各 5 克。

调料 冰糖适量。

做法

❶ 雪梨洗净，去皮、去核，切成小块；百合洗净，撕成小片；干银耳泡软，撕小朵。

❷ 百合片、银耳与雪梨块一起放入锅中，加适量水，大火烧开后转小火煮至熟烂，放入枸杞子、冰糖稍煮即可。

用法 凉温后饮汤食雪梨。

梨性凉，有生津止渴、滋阴降火等功效。百合有养阴润肺、清心安神的功效。《本草纲目拾遗》载百合『清痰火，补虚损』。二者搭配煮汤，可润肺止咳。

同效小偏方

白萝卜莲藕汁清肺利咽

莲藕、白萝卜有润肺的作用，搭配冰糖榨汁有助于缓解秋季肺燥引起的不适症状。取白萝卜块 100 克，莲藕块 150 克，放榨汁机中，加适量清水打成汁，加适量冰糖调匀即可，每日 1 杯。

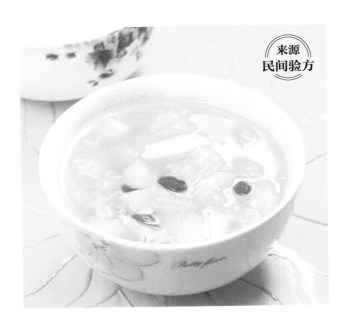

来源 民间验方

酸辣汤帮助散寒暖身

冬季天寒地冻，万物闭藏，人体受寒气侵袭易引发疾病，出现恶寒、发热、流清涕等症状。冬季养身以祛寒就温、敛阴护阳为原则。推荐食酸辣汤、饮紫苏姜糖茶等温中祛寒，预防和缓解冬季寒气入侵。

酸辣汤 ＼ 祛寒助阳，敛阴通温 ／

材料 豆腐丝150克，香菇丝30克，火腿丝、熟猪肉丝各50克，鸡蛋1个。

调料 酱油、胡椒粉、醋、盐、水淀粉、葱花各适量。

做法

❶ 鸡蛋磕开，打散。

❷ 熟猪肉丝、火腿丝、香菇丝、豆腐丝放锅内，加盐、酱油和清水烧开，用水淀粉勾芡，淋鸡蛋液。放胡椒粉、醋、葱花，待蛋花浮起即可。

用法 每日1次。

酸辣汤可帮助开胃、促进食欲，其中的胡椒性热、味辛，有温中散寒止痛的功效。此汤不仅美味，还能暖身，有助于祛寒助阳。

同效小偏方

紫苏姜糖茶
祛寒暖身，舒筋活血

紫苏叶味辛，性温，能散寒解表，行气和胃。与生姜搭配，帮助发散风寒、开宣肺气。取紫苏叶5克，生姜5片，红糖适量，放入杯中，冲入沸水，盖盖闷泡约3分钟后即可饮用。

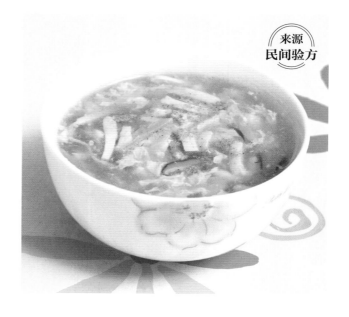

来源
民间验方

山楂红枣茶促进血液循环

冬季寒冷，人体的血流速度变慢，易使血液瘀滞，诱发心脑血管疾病。因此冬季应做好保暖、预防感冒，再加上适宜的进补和合理的运动等，可预防心脑血管疾病。日常可以饮一些补心益气的茶饮，如山楂红枣茶、金银花茶等。

山楂红枣茶 \ 健脾补心 /

材料　山楂 20 克，红枣 5 枚，生姜 10 克。
做法　水煎服。
用法　每天 1 次。

**特别
叮嘱**　有胃溃疡、十二指肠溃疡以及胃酸过多的人，不宜吃山楂。

山楂具有健脾消食、活血散瘀的作用；生姜起温中散寒的作用。再加上红枣补中益气、养血安神，三者搭配，不仅香甜可口，而且有助于祛寒活血、消食，非常适合冬季养生。

同效小偏方

**玉米须绿茶饮
控糖降脂**

玉米须搭配绿茶，能帮助控血糖、降血脂，减少血管堵塞的风险。取玉米须 5 克，绿茶 3 克，将玉米须放杯中，冲入适量沸水，加盖稍闷 1 分钟，再加入绿茶晃动杯子，让水浸润绿茶，30 秒钟后即可饮用。

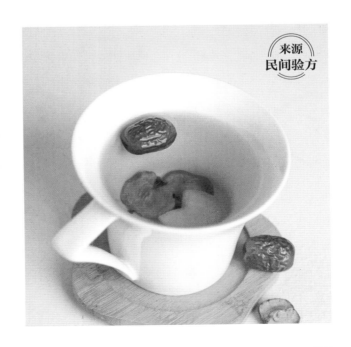

来源
民间验方

冬季温肾阳

清炖羊肉助来年长阳气

冬季寒冷，易伤阳气，而肾是人体阴阳之本。若肾功能失常，就会出现精神疲乏、腰膝酸冷、遗精、失眠多梦等病症。冬季食补应以补肾助阳为原则，可食用羊肉、韭菜、虾仁、核桃等。

清炖羊肉 \ 补阳益气 /

材料 羊肉 75 克，白萝卜 200 克。

调料 葱段、姜片、花椒、盐、香油各适量。

做法

❶ 羊肉和白萝卜分别洗净，切块。

❷ 砂锅加适量水，将羊肉块、白萝卜块、葱段、姜片、花椒放入，煮开后改小火炖至肉烂，加盐和香油调味即可。

用法 每周 2~3 次。

《本草纲目》记载，羊肉『虚劳寒冷，补中益气，安心止惊。』羊肉为补元阳、益气血的温热佳品，可祛湿气、暖心胃、补肾壮阳。搭配白萝卜理气开胃、清肺祛痰，尤其适合冬季。

同效小偏方

香菇煲乳鸽温补肾阳

冬季适量进食香菇煲乳鸽，可以起到养肾助阳的作用。取净乳鸽 1 只，香菇块 50 克，葱段、姜片、料酒、盐各适量。乳鸽焯烫后，放入砂锅中，加葱段、姜片、料酒煮开，加香菇块炖至肉熟，加盐调味即可食用。

来源
民间验方

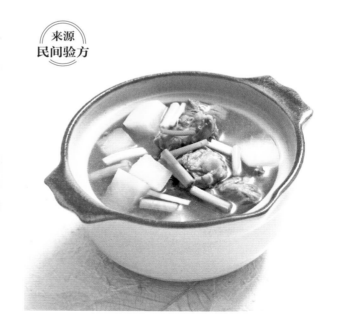

第二章 小偏方 小功效 大

适合全家的
不适小病解救方

风寒感冒

姜粥散寒解表益气

风寒感冒大多是由于受到风邪和寒邪的侵袭引起的，会有鼻塞、喷嚏、咳嗽、头痛等不适，还有畏寒、发热、无汗或少汗、头痛或见咽喉肿痛等。中医认为，治疗风寒感冒初期关键要发汗，可以通过桑拿、热水泡脚、喝姜粥或葱姜豆豉饮等方式，帮助祛风散寒、辛温解表。

生姜味辛，性微温，能散寒解表，有助于改善风寒感冒的相关症状。对于姜粥，《本草纲目》有言，『温中辟恶』；《老老恒言》中说，『兼散风寒，通神明。』

姜粥 \ 祛风散寒发汗妙方 /

材料 大米 100 克，枸杞子 10 克，姜末 25 克。

做法

❶ 大米洗净，浸泡 30 分钟；枸杞子洗净。

❷ 锅内加适量清水烧开，加入大米、姜末煮开后转小火煮 30 分钟，加枸杞子，小火熬煮 10 分钟即可。

用法 早晚餐温热服用。

同效小偏方

葱姜豆豉饮
调理风寒感冒

葱白、姜散寒通阳，淡豆豉解表除烦，三者搭配可调理风寒感冒。取葱白段、生姜片、淡豆豉各 10 克，放入清水锅中煮 20 分钟，将汤汁过滤即可。每日 2 次，趁热饮用。

来源
《本草纲目》

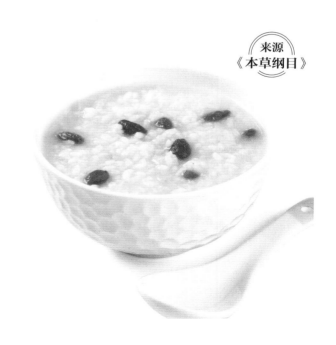

风热感冒

薄荷粥可缓解各种症状

风热感冒是风热之邪犯表、肺气失和所致，典型症状是发热、口渴、心烦、鼻塞、痰黏稠或黄、咽喉红肿等，还会有些怕风。调理风热感冒应以辛凉解表为原则。风热感冒患者饮食宜辛凉清淡，适当多食如白菜、白萝卜、梨、橙子、薄荷、菊花、柠檬等来辅助调理。

薄荷粥 ＼疏散风热，清利头目／

材料 薄荷10克，大米80克。

调料 冰糖5克。

做法

❶ 薄荷洗净，沥干水；大米淘洗干净。

❷ 大米放锅中，加适量清水煮沸，再用小火慢慢煮至米烂粥稠，加入薄荷、冰糖，煮至冰糖化开，搅匀即可。

用法 此粥适宜风热感冒初期的患者。早晚餐温热空腹食用，以出汗为佳。

薄荷粥可疏风清热，调理风热感冒。清代养生名著《老老恒言》中说薄荷粥「兼止痰嗽，治头痛脑风，发汗，消食，下气，去舌苔。」

同效小偏方

桑葚菊花茶祛风散热

取菊花5克，桑葚6克，冰糖适量，一起放入杯中，冲入沸水，浸泡5分钟后饮用即可。代茶频饮。

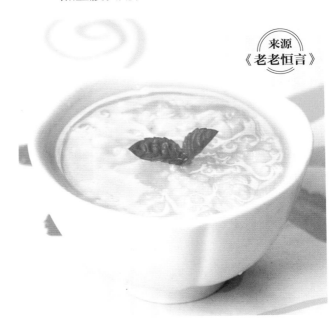

来源《老老恒言》

暑湿感冒

冬瓜鲫鱼汤消暑健脾

暑湿感冒多发生在夏季，是因夏季闷热身体受凉而引起的，如吹空调、感受风邪等。一般表现为发热重恶寒轻、出汗不退热、头痛昏重、身体困倦等不适。中医认为，应对暑湿感冒应清解暑热、祛湿解表，可适当多吃冬瓜、绿豆、薏米、番茄等食物辅助调理。

冬瓜鲫鱼汤 \ 清热解暑补中益气 /

材料 净鲫鱼 300 克，冬瓜片 150 克。

调料 盐、葱段、姜片、香菜末各适量。

做法 油烧热，爆香葱段、姜片，放入鲫鱼煎至两面微黄，加适量清水煮沸。盛入砂锅内，加冬瓜片，小火慢煨约 1 小时，至鱼汤呈奶白色，加盐调味，放入香菜末即可。

用法 佐餐食用。每周 1~2 次。

中医认为，冬瓜可清热、镇咳、和五脏、涤肠胃，有消暑止渴、利尿退肿的功效，搭配鲫鱼煮汤能清热解暑。

同效小偏方

冬瓜薏米鸭汤清热祛湿

鸭肉滋阴清热；冬瓜、薏米利水祛湿。取老鸭块、冬瓜块各 100 克，薏米 50 克。锅中油热后放葱姜爆香，倒入鸭块翻炒，再倒适量开水和薏米小火炖 1 小时，放冬瓜块和盐至熟即可食用。

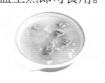

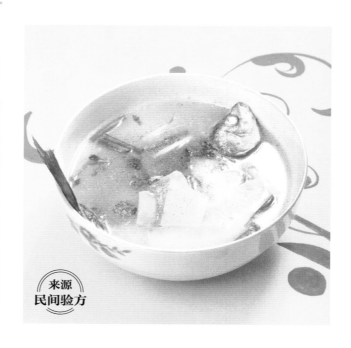

来源
民间验方

28

流感来袭

葱白大蒜饮有奇效

流行性感冒是由流感病毒引起的，表现为发病急、起高热、浑身没劲等，主要通过打喷嚏、咳嗽等飞沫传播。进入流感季节，应保持膳食均衡，饮食清淡且易于消化，食用葱白、大蒜等有助于缓解症状。

葱白大蒜饮 \ 缓解流感不适的妙方 /

材料 葱白 50 克，大蒜 20 克。

做法

❶ 葱白洗净沥干，切小段；大蒜洗净沥干，剥去薄膜，切片。

❷ 将二者放入锅内，加入适量清水煎煮。

用法 每天饮用3次，每次100～150毫升，连服2～3天。

《食疗本草》记载葱白有祛风发汗的作用，对鼻塞、头痛、发热不流汗等感冒症状有缓解效果；大蒜则有杀菌的效果，在流感季节来临时多食用能帮助缓解流感不适。

同效小偏方

荸荠水缓解流感引起的高热症状

荸荠可清热生津、润肺化痰，荸荠煮水对缓解流感引起的高热症状效果较好，同时可帮助缓解咳嗽多痰、咽干喉痛等。取荸荠5个，去皮洗净，切小块，倒入清水锅中煮10分钟放温饮用。

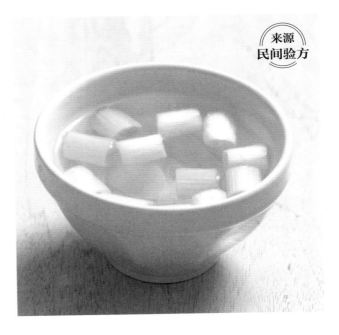

来源
民间验方

29

干咳无痰

鱼腥草薄荷茶来帮忙

有些人在感冒好转后，仍然有嗓子痒、想咳嗽，干咳无痰或痰少不易排出等不适。有些人一到秋冬季节，气候干燥，就会出现干咳症状。这时，调理应以养阴润燥、清肺利咽为原则，可以喝点鱼腥草薄荷茶、百合枇杷叶茶等帮助改善。

鱼腥草薄荷茶 ＼清肺热／

材料 鱼腥草干品5克，薄荷干品3克，甘草2克。

做法 将上述材料一起放入杯子，倒入沸水，盖盖闷泡约5分钟即可。

用法 代茶频饮。

＼特别叮嘱／ 鱼腥草味道比较腥，第一次品尝的人可能不易接受，可适当加点蜂蜜调味。

鱼腥草有清热解毒、消痈排脓、利水通淋的功效。薄荷具有辛凉解表的功效。甘草具有清热解毒的作用，还能调和药性。将三者泡茶，可调理肺热咳嗽。

同效小偏方

百合枇杷叶茶清肺理气

枇杷叶清肺止咳、降逆止呕，百合养阴润肺、清心安神，二者搭配有助于缓解干咳无痰。取鲜百合、枇杷叶各10克，放入杯中，冲入沸水，盖盖闷泡8分钟后饮用。

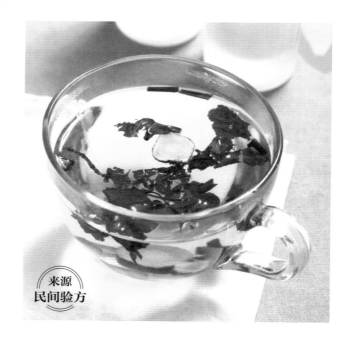

来源 民间验方

肺热咳嗽

可以试试芦根雪梨汤清肺止咳

肺热咳嗽多是由风热袭肺，肺的清肃功能受损、肺气上逆所致。常表现为反复咳嗽，咳黄痰，伴有咽痛、口干、尿赤、身热等。中医认为，选用清泻肺热、宣肺平喘的食物能帮助缓解这些症状，如芦根、雪梨、白萝卜、百合、荸荠、香菇等。

芦根雪梨汤 \ 清热生津止咳 /

材料 芦根 10 克，雪梨、荸荠各 1 个，猪瘦肉 100 克。

调料 盐适量。

做法

❶ 雪梨、荸荠洗净，削皮后切小块备用；猪瘦肉洗净切片，焯水后捞起；芦根洗净。

❷ 将所有材料放入锅中，大火煮沸后转小火煮 1 小时，加盐调味即可。

用法 每日 1~2 次。

来源
民间验方

中医认为芦根可清泻肺热、生津止渴，兼能利尿，可导热毒从小便出，虽寒凉却不伤正气。雪梨润肺止咳，荸荠清热止咳、利湿化痰，二者与芦根合用能帮助缓解肺热咳嗽、咽喉疼痛、声音嘶哑等症状。

同效小偏方

白萝卜雪梨水
调理肺热咳嗽

取雪梨 1 个，白萝卜半根。将白萝卜和雪梨洗净切块，加水煮 15~20 分钟即可。

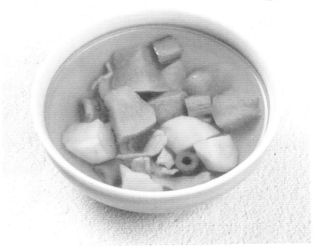

调理久咳不愈

黄痰、白痰有区别

有些人感冒发热后一直咳嗽不停，若咳出的是白痰，往往是风寒犯肺所致，同时伴有流涕、畏寒怕冷、头痛等，应以发汗解表、宣肺止咳为原则，常用菊花、鱼腥草、薄荷、杏仁等；若咳出的是黄痰，是风热犯肺所致，表现为舌红、发热、憋喘等，应以清热化痰止咳为原则，推荐食用陈皮、桔梗、橘络等。

果菊清饮 \ 调理慢性咳嗽、黄痰 /

材料　鱼腥草5克，菊花3克，罗汉果1个。
做法　将上述材料一起放入杯子，倒入沸水，盖盖闷泡约5分钟即可。
用法　可以一次泡好一天的量，分次饮用。

罗汉果有清热利咽、止咳护嗓的功效，菊花有疏散风热、清热解毒的功效，鱼腥草有清热解毒、利水清肺的功效。三者合泡而成的果菊清饮有助于消炎、排毒、清肺热。

同效小偏方

陈皮橘络茶
调理慢性咳嗽、白痰

陈皮性温，味辛、苦，有燥湿化痰、理气健脾的功效。橘络可疏通脉络，助力陈皮化痰止咳。取陈皮1片，橘络3克。沸水冲泡，有条件煮水更佳。

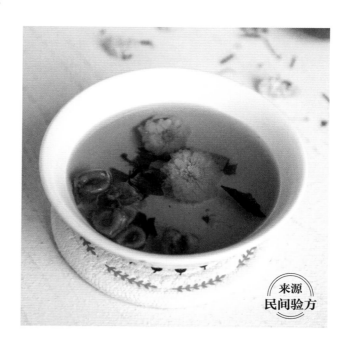

来源
民间验方

咽喉痛

含漱金银花清利咽喉

咽喉疼痛既可能是上火引起的，也可能是由炎症引起的，上火引起的表现为咽喉肿痛，炎症引起的会出现咽喉肿痛、嗓子燥痒、吞咽有异物感等。此外，感冒、空气污染，教师、歌唱演员等特殊职业用嗓子过度，长期吸烟等都能引起咽喉痛，日常可以使用一些清咽利嗓的小偏方，如含漱金银花等来改善。

金银花有清热解毒、疏散风热、清利咽喉、消肿止痛的作用，可缓解春季常见的上呼吸道感染、秋冬季上火导致的咽喉痛。

含漱金银花 ＼ 缓解咽喉疼痛 ／

材料 金银花5克。

做法 将金银花放入锅内，加入适量的清水，煎煮约10分钟，去渣取汁即可。

用法 待凉后取汁含漱，每天早晚各1次，可缓解因上火引起的咽喉疼痛。

特别叮嘱 金银花性寒，脾胃虚寒、气虚疮疡脓清的人忌用。

同效小偏方

藕汁蛋清
生津凉血润喉

取莲藕100克，鸡蛋清1个。将莲藕块榨汁，和蛋清拌匀，用其漱口，每天2~3次。

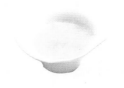

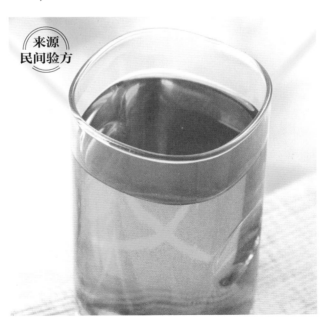

来源 民间验方

红枣核桃米糊止咳平喘

寒喘多由受寒后发作，一般有呼吸急促、胸闷等不适，伴有痰和鼻涕呈清稀透明、白色或泡沫状，大便不成形，手脚冰凉，嘴唇苍白。寒喘患者适宜吃红枣、核桃等温补食物，不宜吃生梨、荸荠等寒凉食物。

红枣核桃米糊 \ 温肺定喘 /

材料 大米 50 克，红枣 10 克，核桃仁 15 克。

做法

❶ 大米淘洗干净，清水浸泡 2 小时；红枣洗净，用温水浸泡 30 分钟，去核。

❷ 将食材倒入全自动豆浆机中，加水至上下水位线之间，按"米糊"键，待米糊打好即可。

用法 佐餐食用。每日 1~2 次。

红枣有养血安神的功效。而核桃有补肾温肺、润燥通便等功效。二者搭配可以补肾益精、温肺定喘。

同效小偏方

鸡丁核桃仁温肺平喘

取鸡胸肉 60 克，核桃仁 15 克，鸡蛋清 1 个。鸡胸肉洗净，切丁，加蛋清、适量盐及水淀粉拌匀。锅内油热下葱姜蒜爆香，放入鸡丁炒至快熟时放核桃仁炒匀即可食用。每日 1 次。

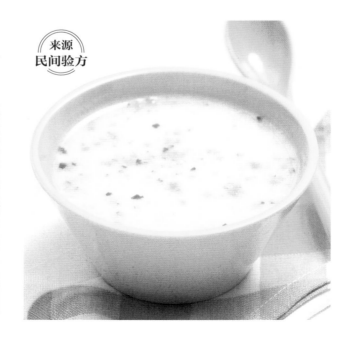

来源
民间验方

过敏性哮喘

蜂蜜蒸柚子巧缓解

过敏性哮喘由花粉、尘螨、海鲜、气候变化等过敏原所致，主要表现为喘息、咳嗽、打喷嚏、流鼻涕、鼻痒、流眼泪等。日常生活中避免接触过敏原、戴口罩、注意居家空气流通、锻炼增强体质都是简单有效的预防办法。饮食上，柚子、南瓜、蜂蜜等能帮助减轻不适症状，患者可适当多食。

蜂蜜蒸柚子 ＼化痰下气，止咳平喘／

材料	柚子1个，黄酒少许。
调料	蜂蜜或饴糖适量。
做法	柚子去皮，削去内层白髓，切碎。放于有盖的容器中，加适量饴糖或蜂蜜，隔水蒸至烂熟。
用法	每天早晚各服1匙，冲少许黄酒内服。

柚子化痰下气、润肺平喘，而蜂蜜有补中缓急、解毒的功效，对于哮喘患者极为适用。二者搭配蒸食，不仅味道清甜，而且有助于化痰止咳平喘。

同效小偏方

蜂蜜蒸南瓜缓解咳喘

取南瓜1个，蜂蜜10克，冰糖5克。南瓜顶上开口，挖去瓤，将冰糖、蜂蜜装入，盖盖蒸1小时取出即可食用。每日1次。

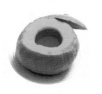

来源
民间验方

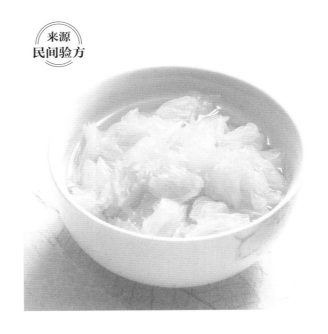

过敏性鼻炎

同效小偏方

药枕减轻鼻炎不适

取白芷、川芎、藿香、黄芩各30克，野菊花100克，防风、前胡各20克，装入封好的布袋做成枕头，睡觉时枕着可疏通经络、流畅气血。其余时间可将药枕装进密封的塑料袋里，减少药物有效成分的挥发。一个枕头可以用4~6个月。

来碗辛夷煲鸡蛋

易过敏人群在换季或接触到花粉、尘螨等过敏原后，鼻腔受到刺激，往往会发生过敏性鼻炎，出现鼻塞、鼻痒、流清水涕、眼睛肿痒、咳嗽等不适。应对过敏性鼻炎，要按照医嘱服药、避免接触过敏原、适当运动增强体质。日常推荐试试辛夷煲鸡蛋或枕药枕来辅助缓解症状，效果不错。

辛夷煲鸡蛋 \ 通窍，止脓涕 /

材料 辛夷花10克，鸡蛋2个。

调料 盐适量。

做法

❶ 将辛夷花装入干净的纱布袋中，放入锅中，加清水2碗，煎取1碗。

❷ 将鸡蛋整个打入沸水中煮成荷包蛋。

❸ 锅置火上，倒入煎好的药汁煮沸，再放入荷包蛋同煮片刻，加盐调味即可。

用法 喝汤吃鸡蛋，连喝3天左右。还可以通过闻汤的热气，缓解鼻塞。

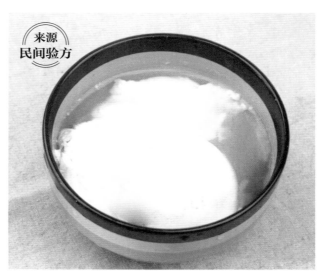

来源
民间验方

脾胃凉易腹泻

《医学入门》中载：糯米糊『治泄泻。少进饮食，大有滋补。』糯米暖胃健脾、补中益气，山药补脾养阴。二者搭配，能帮助调理脾胃虚寒、食欲缺乏、腹泻等症状。

来碗糯米糊

有些人遇到换季、天气寒凉，或稍吃一些生冷或油腻食物，很容易感受寒邪，导致脾胃虚寒，引起腹泻、腹痛，反复发作，粪便中有未消化食物，兼有饮食减少、腹部胀满不适、疲倦乏力等。调理时，应以补气健脾、调中止泻为原则。饮食上应清淡，多食糯米、大米、小米、红枣、薏米、山药等健脾胃的食材，少吃生冷食物和凉性水果。

糯米糊 \ 调理脾胃虚寒 /

材料　糯米 60 克，山药 80 克。
调料　白糖 3 克。
做法
❶ 糯米洗净，浸泡 2 小时；山药去皮，洗净，切小块。
❷ 将糯米、山药块入豆浆机中打成米糊，加白糖调味即可。
用法　每日1~2次。糯米糊趁温热食用为宜，注意一次不宜食用过多，以免产生胀气。

同效小偏方

山药小米粥健脾益胃助消化

山药可补脾养胃、补肺益肾；小米可补虚损，开肠胃。两者搭配有消食导滞、健脾止泻的功效。取小米50克，山药块100克，枸杞子3克。将三者一起放入沸水锅中,煮成稀粥。每日早晚各服用1次。

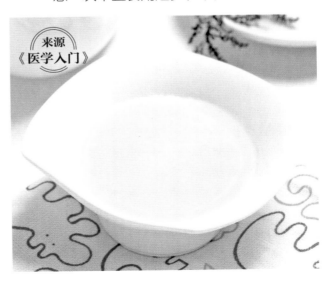

来源《医学入门》

消化不良

适时喝点小米粥

消化不良多由饮食不节、过食生冷或腐败变质食物等所致，常表现为腹痛、上腹胀、嗳气、无食欲、恶心呕吐、睡眠不佳等。易于消化的粥、蛋羹或山楂、白萝卜等食物对消化不良有较好的调养作用。日常宜少食多餐、细嚼慢咽，不要吃坚硬、粗糙、难以消化的食物。

小米粥 \ 健脾养胃助消化 /

材料 小米 100 克。

做法

❶ 小米淘洗干净。

❷ 锅置火上，倒入适量清水，放入小米大火煮沸转小火，不停搅拌，煮至小米开花即可。

用法 每日温热服用。尤其适用于失眠、体虚者及脾胃虚弱、食不消化、反胃呕吐者。

《本草纲目》载：小米『治反胃热痢，煮粥食，益丹田，补虚损，开肠胃』。小米可保护胃肠道黏膜，促进肠道蠕动。

同效小偏方

三红饮助消化

取山楂、胡萝卜各100 克，红糖 10 克。山楂洗净除子，煮后打成泥；胡萝卜洗净煮软打成泥。混合果泥，加红糖及少量水，大火烧开再小火熬成果酱。每天取适量用温水稀释1~2 倍饮用。每日1~2 次。

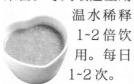

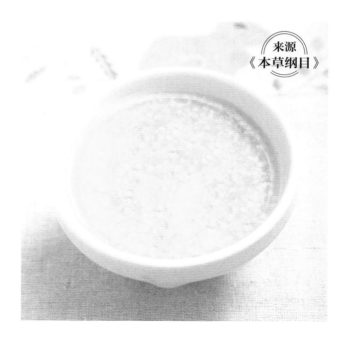

来源
《本草纲目》

食欲缺乏

山楂蜂蜜饮助开胃

食欲缺乏表现为进食欲望下降。食欲缺乏者要注意避免伤胃的习惯，如喜食生冷、吃饭不规律、睡前饱食、饱食后运动等。饮食上，适当食用山楂、橙子、酸奶等酸味食物可提振食欲。

山楂开胃消食，可帮助消化，对食欲缺乏、消化不良有很好的调理作用。加蜂蜜制成果酱，不仅酸甜味美，而且有助于增进食欲，提高胃肠活力。

山楂蜂蜜饮 \ 提高胃肠活力 /

材料 新鲜山楂 250 克，蜂蜜 80 克。

做法

❶ 山楂洗净，开水煮 3 分钟，将皮煮破，捞出后去蒂、去核，打成果泥。

❷ 加入蜂蜜和水拌匀，用小火熬至成糊，凉凉、密封、冷藏，可放 1 个月。

用法 取适量，用温开水稀释1~2倍饮用。每日1~2次。

同效小偏方

菠菜葡萄汁提振食欲

取草莓 30 克，菠菜、葡萄各 50 克。所有材料洗净，菠菜焯烫，一起切碎，放入榨汁机中加水打汁，加蜂蜜调味，每日 1 杯。

来源
民间验方

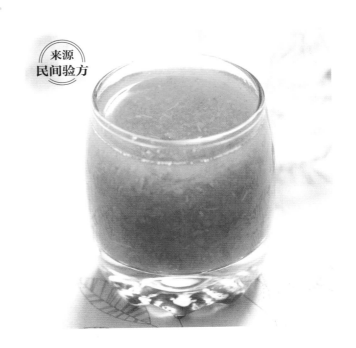

喝香油蜂蜜茶润肠通便

排便次数每周少于 3 次，大便干结且排便困难即为便秘。便秘会引起痔疮、直肠炎等肛肠疾患。出现便秘时，每天饮水量要保持在 1500~1700 毫升，每周保持 150 分钟的运动，都对缓解便秘有帮助。饮食上，适当多食用润肠通便的食物，如香油、蜂蜜、菠菜、熟透的香蕉、火龙果、西梅、猕猴桃等。

香油蜂蜜茶 \ 补虚润肠助排便 /

材料 蜂蜜 10 克，香油 2 克。

做法

❶ 蜂蜜倒入杯中，不停地搅拌使其起泡。

❷ 当泡浓密时，一边搅动一边将香油缓缓注入蜂蜜内，用低于 60℃的水冲泡即可。

用法 每日早晨空腹饮用。

特别叮嘱 本茶饮不可与韭菜同食。

香油中含有大量的油脂，有较好的润肠通便效果，对便秘有辅助调理作用。蜂蜜补虚润肠，与香油搭配改善便秘效果明显。

同效小偏方

醋，生津开胃促消化

醋中含有促消化功能的酶类，能帮助维持肠道内环境菌群平衡，调理便秘。取醋 1 汤匙，每日早晨空腹饮用，接着喝一杯温开水。当排便逐渐正常后，醋量可逐步减少，但一般不少于半匙。

来源民间验方

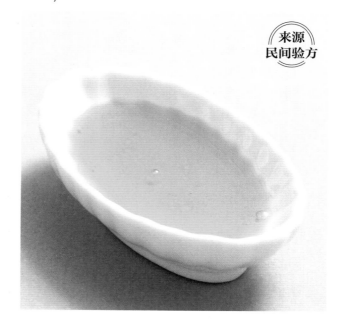

慢性胃炎

姜韭牛奶羹整肠养胃

现在，很多人由于工作压力大、精神紧张，再加上三餐无规律，容易患上慢性胃炎，其典型症状是上腹部隐痛、胀痛或钝痛等。慢性胃炎患者生活中应注意保持好心情，适当运动。饮食上，可用牛奶、汤粥、山药、百合、红豆等健脾养胃的食物来调养。

姜韭牛奶羹 \ 温中止呕 /

材料 韭菜、牛奶各 150 克，生姜 20 克。

做法

❶ 韭菜、生姜分别洗净，切碎，放入容器内捣烂。

❷ 用干净的纱布绞取汁液，倒入小锅内，再加入牛奶，加热煮沸即可。

用法 每天早晚各1次，趁热服用。

\ 特别 \ 叮嘱 / 生姜性温，有口干舌燥、手足心热的阴虚内热之人忌用生姜。

《丹溪心法》载，『韭菜汁二两，牛乳一盏，上用生姜汁半两，和匀温服，效。治翻胃、积饮通用。』生姜解表止呕，韭菜温中行气，姜韭牛奶羹能辅助调理慢性肠胃炎。

同效小偏方

双花茶养胃止痛

桂花温胃散寒；玫瑰花可行气解郁、和胃止痛。二者搭配可缓解胃痛不适。取桂花干品3克，玫瑰花干品3朵，冰糖适量，放入杯中，冲入沸水，盖盖闷泡约3分钟即可饮用。

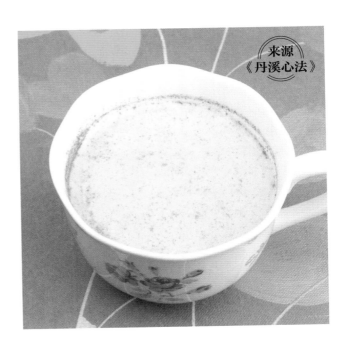

来源 《丹溪心法》

胃溃疡

常喝圆白菜汤保护胃黏膜

胃溃疡主要表现为上腹的顿痛、烧灼痛、胀痛等，还可能伴有反酸、烧心（胃灼热）、嗳气打嗝、恶心呕吐等。胃溃疡患者平时应清淡饮食，多吃易消化、有营养的食物，如蔬菜粥、鱼汤等。此外，圆白菜、番茄、花生等食物能帮助修复胃黏膜，可适当多吃。

中医认为，圆白菜有散结止痛的功效。营养学认为，圆白菜含B族维生素、植物硫化物等，常食有助于缓解胃溃疡、保护并修复胃黏膜。

圆白菜汤 \ 缓解胃溃疡症状 /

材料 圆白菜 150 克。

调料 盐、胡椒粉各适量。

做法 圆白菜切成片，放入锅中，加适量清水，中火慢煮，到菜变软后用适量盐和胡椒粉调味即可。

用法 连汤带菜食用。每日 1~2 次。

特别叮嘱 胃溃疡患者应少喝咖啡、少食辛辣食品、戒烟，否则可能会加重反酸。

同效小偏方

番茄蘸白糖
促胃肠蠕动

取番茄 100 克，白糖 8 克。番茄用开水烫后去皮，切片，装入盘或碗中，将白糖放在番茄上拌匀即可食用。每日 1 次。血糖高的患者不宜加白糖，直接食用番茄即可。

来源
民间验方

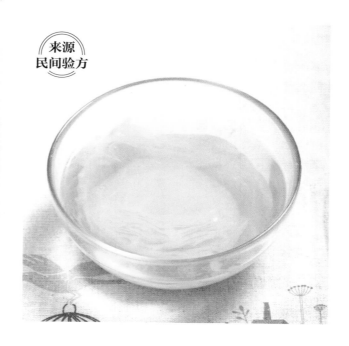

痔疮便血

喝耳芝饮

痔疮主要分为内痔、外痔及混合痔，是由于肛周静脉曲张导致的血管团块，通常伴有疼痛、瘙痒、出血、便秘等。痔疮患者日常应加强锻炼，每天做提肛运动来锻炼肛门括约肌，并注意肛门卫生。饮食上，适当多吃木耳、黑芝麻、无花果、西梅等清肠通便的食物。

耳芝饮 \ 适用于内痔调理 /

材料 水发木耳、黑芝麻各 60 克。

做法

❶ 水发木耳洗干净，凉干；取水发木耳、黑芝麻各 30 克，放锅中小火炒香，盛出，放入剩下的木耳和芝麻，混匀。

❷ 每次取 15 克，用沸水煮沸，关火闷 15 分钟即可。

用法 代茶频饮。

特别叮嘱　木耳有滑肠作用，腹泻的人不宜多食。

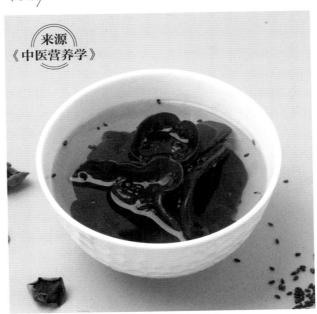

来源《中医营养学》

生黑木耳有『化』的作用，可以化瘀消肿；炒到微焦的黑木耳有『收』的作用，可以收敛止血，二者搭配黑芝麻饮用有助于润肠通便，适用于调理内痔。

同效小偏方

煮食无花果暖胃止痛

此方能帮助刺激肠道、顺畅排便，进而有效地调理痔疮。取鲜无花果 10 个，白糖、蜂蜜各适量。将无花果切片，入锅加水，加入白糖，小火煮软，加蜂蜜调匀，每日吃 1 ~ 5 片效果更佳。

健脾胃调贫血

来碗红豆花生红衣汤

贫血表现为四肢乏力、皮肤苍白、呼吸困难、头晕、头痛、注意力不集中等，严重时还会发生晕厥。中医认为，血液的生成是以脾胃从饮食水谷摄取的精微物质为基础，所以，贫血患者应首先调理脾胃虚弱，推荐食用花生、红枣、菠菜、猪肝、牛肉等食物。

花生衣能起到养血止血的作用，和红枣、红豆搭配煮汤，可增加营养、补血健脾。

红豆花生红衣汤 \ 养心补血调脾胃 /

材料 花生连衣、红枣、红豆各 40 克。

做法 将花生连衣、红枣和红豆一起加 1500 毫升水煮至红豆煮熟即可。

用法 佐餐或单独食用，喝汤吃红枣、红豆，每天1次，坚持3~5天。

\ 特别 \ 叮嘱 将花生放入热水中焯烫一下更易剥花生衣，红豆最好提前一晚浸泡，会更易煮。

同效小偏方

猪肝菠菜汤养血补虚

取猪肝片50克，菠菜150克，姜丝适量。猪肝片焯烫；菠菜洗净切段，焯烫。锅热放油爆香姜丝，加清水和盐煮沸，放菠菜，再倒入猪肝片煮熟。每周食用3次。

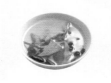

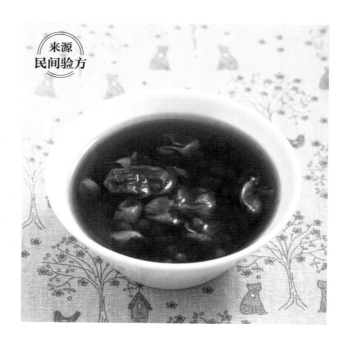

来源 民间验方

心血虚失眠

酸枣仁茶改善入睡难、易醒

心血虚失眠表现为睡觉轻、容易醒、心悸、神志不安、食欲缺乏等。调养失眠主要以调气血、养心神、舒畅情志为主。饮食上，酸枣仁、红枣、龙眼肉、莲子、山药等都是调养心血虚失眠的佳品。

酸枣仁性平，味甘、酸，有养肝宁心、安神敛汗的功效，适用于由心肝血虚引起的心烦不安、心悸怔忡、失眠等。

酸枣仁茶 \ 养心安神 /

材料 酸枣仁100克。
做法 将酸枣仁炒熟后研成粉末。
用法 每晚取10克泡茶。

> **特别叮嘱** 腹泻时，不宜使用此方。

同效小偏方

龙眼红枣粥养心安神

取龙眼、红枣各10枚，莲子15克，糯米80克。所有食材处理干净，放入砂锅中，加适量水，大火煮沸后转小火熬煮成粥即可。每日食用1次。

来源
民间验方

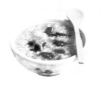

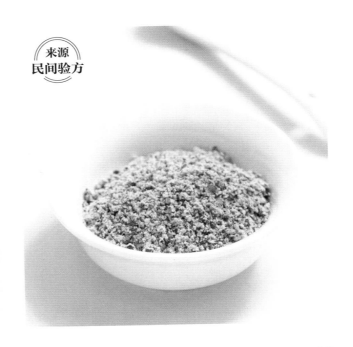

阴虚失眠

安神茶改善手脚心发热

劳累过度、久病体虚、肝肾损伤等常易导致阴虚失眠，其症状主要表现为手脚心发热、睡觉出汗、头晕耳鸣、腰膝酸软、口舌干燥等。调养阴虚失眠可用滋阴去火的小偏方，如安神茶、龙眼米糊等。

安神茶 \ 清心去火、除烦安神 /

材料 莲子心1.5～3克，绿茶3克。

做法 将莲子心、绿茶一起放入杯中，倒入沸水，盖盖闷泡3～5分钟后即可。

用法 代茶饮。头晕目眩、烦躁不安、睡眠不佳时饮用，效果更佳。

特别叮嘱 脾胃虚寒者不宜饮用此方。

《中医妇产科辞典》载：『心肝火旺经行情志异常：莲子心少许，泡茶饮服。』莲子茶有养心安神、清心除烦的作用。

同效小偏方

龙眼米糊减少焦躁

此方具有养血安神、补益心脾的功效。取龙眼肉15～20克，大米50克。大米洗净放入砂锅中，加适量清水，快熟时放入龙眼肉煮沸，加适量白糖即可。此方空腹服用，每日2次，10天为一疗程。

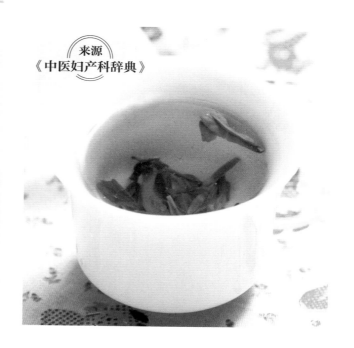

来源《中医妇产科辞典》

肝火旺
易失眠

玫瑰月季花茶疏肝解郁

肝火上炎型失眠的原因为肝气郁结、阴虚火旺以及较大的生活压力和精神压力，不良的作息和饮食习惯等，除了失眠以外，还有口干口苦、头晕心烦等症状。这类失眠的调养应遵循疏肝解郁、濡养心神的原则，可用玫瑰花、月季花、合欢花等清心安神的药食调理。

玫瑰月季花茶 ＼疏肝解郁，改善睡眠／

材料 玫瑰花、月季花各 6 克。

做法 将玫瑰、月季用沸水冲泡，加盖闷 10 分钟后，即可饮用。

用法 代茶频饮。

＼特别叮嘱／ 月季、玫瑰都用干品，在茶叶店或超市可以买到，注意要选不含硫的。

如果经常半夜醒来睡不着，并且梦特别多，那是肝火扰乱了睡眠，喝玫瑰花茶可以调理。如果肝火比较重，则可以加入月季花。

同效小偏方

合欢解郁茶
灭肝火，除烦躁

取合欢花、山楂干品各3克。将二者一起放入杯中，倒入沸水，盖盖子闷泡约8分钟后即可饮用。

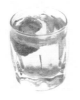

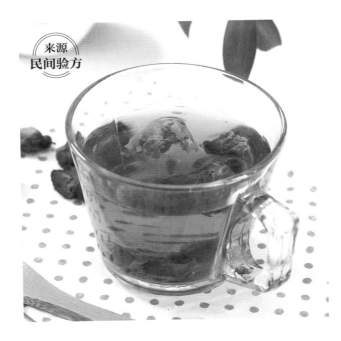

来源
民间验方

结膜炎

蒲公英汤清热、减轻不适

中医认为，结膜炎多因湿热邪毒侵袭所致，常表现为结膜充血、分泌物增多、出现异物感、怕光、流泪及视力下降。改善结膜炎应以清热解毒、凉血泻肝火为原则，推荐使用蒲公英汤熏洗眼睛或食用银耳清茶饮等小偏方来缓解。

蒲公英汤 \ 缓解结膜炎不适症状 /

材料 蒲公英10～15克。

做法 蒲公英加适量水熬煎。

用法 代茶饮的同时，可用药汁熏洗眼睛，每日 2～3次。

> **特别叮嘱** 脾胃虚弱的患者不宜使用，用量也不宜过大，且不宜冷饮，以免导致腹泻。

《医学衷中参西录》治眼科方载蒲公英汤：「治眼疾肿疼，或胬肉遮睛，或赤脉络目，或目睛胀疼，或目疼连脑，或羞明多泪，一切虚火实热之证。鲜蒲公英四两。上一味煎汤两大碗，温服一碗。余一碗乘热熏洗。」

同效小偏方

银耳清茶饮
减轻眼睛不适

此茶清热解毒、润肺清肠，能辅助调理眼干症状。取水发银耳20克，清茶5克，冰糖8克。银耳洗净，与清茶、冰糖一同加水煮汤。食银耳、喝汤，日常可频食。

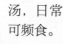

来源
《医学衷中参西录》

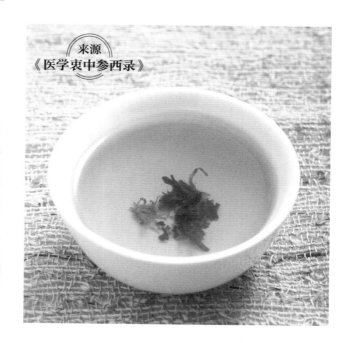

牙痛难忍

白酒花椒水止牙痛

牙痛的起因多与牙龈、牙周局部组织疾患及饮食不当等有关，主要表现有牙痛、牙龈肿胀、咀嚼无力等，严重时会影响进食、睡眠。牙痛时，含漱白酒花椒水、茶叶醋汁有助于缓解疼痛。

白酒花椒水 \ 消毒，止痛 /

材料 花椒10克，白酒50克。

做法

❶ 将花椒放入锅中，加入适量的清水，煮约5分钟。

❷ 加入白酒，煮片刻关火后自然冷却，将花椒过滤掉，将白酒花椒水倒入杯中备用。

用法 牙痛时，用棉签蘸花椒水放到牙痛的部位，用牙紧咬住即可。对白酒过敏者慎用。

《神农本草经》记载，花椒『味辛、温，主风邪气，温中，除寒痹，坚齿发，明目』。花椒可温中散寒、除湿止痛、杀虫止痒，白酒有助于溶解出花椒中的有效成分，二者搭配是消毒、解痛的良方。

同效小偏方

茶叶醋汁防龋固齿止痛

茶水中含有氟和茶多酚等成分，搭配醋不仅有助于防龋固齿，而且能帮助消毒杀菌、活血止痛。取茶叶3克，醋1杯。将茶叶放入水壶中，加入适量清水，于火上煮至水沸，去渣取汁，加醋，每天含漱2次。

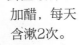

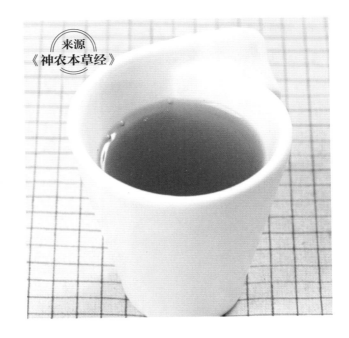

来源《神农本草经》

49

牙龈肿痛

金银花茉莉茶缓解肿痛

牙龈肿痛一般发生在吃过多辛辣刺激性食物等导致上火之后，熬夜、工作压力大、着凉等也可能导致牙龈肿痛。其症状表现为牙齿根部疼痛以及牙龈感染炎症，导致面部肿胀、头痛等。出现牙龈肿痛，推荐用金银花茉莉茶、胡椒粉煮鸡蛋等小偏方来缓解。

金银花茉莉茶 \ 清热解毒，消肿止痛 /

材料　金银花、茉莉花各 5 克。

做法　将金银花、茉莉花一起放入杯中，倒入沸水，盖盖子闷泡 5 分钟，凉至温热。

用法　可饮用，也可漱口。

金银花味甘性寒，气味芳香，清热而不伤胃，芳香透达又可祛邪；茉莉花有行气止痛、解郁散结的作用。二者搭配，具有清热解毒、缓解牙龈肿痛的功效。

同效小偏方

**胡椒粉煮鸡蛋
缓解牙痛**

此方对受寒凉引起的虚火牙痛调理效果好。取鸡蛋 1 个，白胡椒粉 3 克。锅内加水烧至沸腾，鸡蛋打入锅内，煮成荷包蛋，起锅时撒适量胡椒粉即可食用。每日 1~2 次。

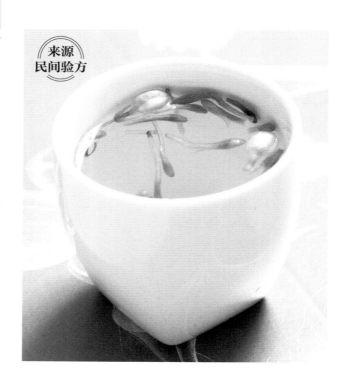

来源
民间验方

脚气

白醋泡脚效果好

脚气是一种常见的真菌感染性皮肤病，多因皮脂缺乏、汗腺丰富、足部潮湿或使用公共浴池、公用拖鞋等引起真菌生长繁殖，从而导致脚趾间或趾掌面溃烂泛白、起疱、干燥、脱皮等。日常应注意穿透气性好的鞋袜，勤洗脚，单独使用脚盆、毛巾、拖鞋。此外，白醋泡脚或食薏米粥对于缓解脚气症状能起到不错的效果。

白醋具有杀菌的功效，可帮助预防和改善灰指甲、脚气。此外，用白醋泡脚还可以防止皮肤开裂，并促进睡眠。

白醋泡脚 \ 杀菌防脚气 /

材料　热水2500毫升，白醋30毫升。

做法　每晚睡前将2500毫升40℃左右的热水倒入盆中，加白醋，浸泡双脚，淹没踝关节。

用法　每次浸泡15~20分钟即可。

同效小偏方

薏米粥

清热利湿，调理脚气

取薏米100克，大米50克。材料洗净，放入开水锅中，大火煮开后转小火煮至粥稠即可。每日食用1次。

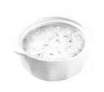

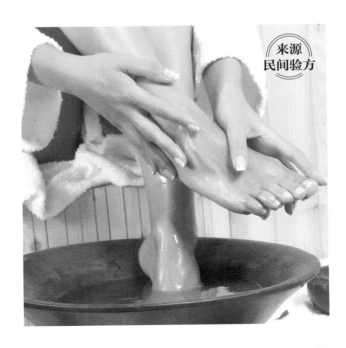

来源
民间验方

足跟干裂

香蕉甘油方连涂1周能缓解

中医认为，足跟干裂属于"皲裂疮""干裂疮"等范畴，主要是由于冬季足跟部受风寒侵袭而引起血脉不畅，导致皮肤失养，经过反复的摩擦而皲裂，表现为足跟部皮肤粗糙、干裂等。香蕉甘油方和黄豆末凡士林外涂方能补充皮肤油脂，帮助预防和缓解足跟干裂。市场上有合适的身体乳也可直接购买使用。

冬季寒冷干燥，预防足跟干裂尤为重要，要注意保持足部皮肤温暖湿润。经验证，香蕉辅以甘油涂抹于足跟处，对于皲裂、干燥、粗糙等有一定的预防和缓解作用。

香蕉甘油方 \ 有效缓解足跟干裂 /

材料 香蕉1根，甘油10毫升。

做法 取出香蕉肉，放在容器中，捣泥，与甘油混合均匀。

用法 开裂处用温水洗净，将香蕉泥涂抹在患处，反复搓揉，每天1次，连续使用1周左右。

特别叮嘱 也可以在脚后跟处厚厚地涂抹身体乳或润肤霜，用保鲜膜包住，再穿上袜子。轻度的足跟干裂一般包裹2小时，比较严重的可以包裹过夜。一般1周左右能见效。

同效小偏方

黄豆末凡士林外涂，促进皮肤新生

取黄豆100克，凡士林200克。将黄豆洗净、晾干后研成细末，与凡士林混匀，涂在洗净的皮肤裂口上，用纱布包好，3天换一次。

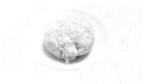

来源 民间验方

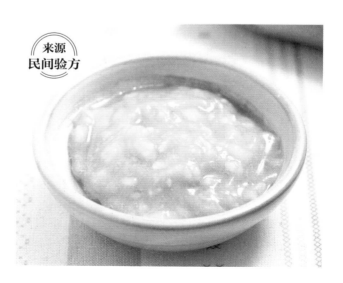

鸡眼

乌梅醋方简单有效

鸡眼多由长期穿不合适的鞋袜、长时间的行走或站立等导致。常发生在脚心或脚趾间，形状透明浑圆，中间有绿豆大小的颗粒，左右脚常对称出现。穿合适的鞋袜、减少压迫或摩擦是预防和缓解鸡眼的重要方法。另外，可以使用丁香肉桂、乌梅醋等小偏方帮助调理。

乌梅醋方 \ 帮助去除恶肉 /

材料 乌梅 6 克，醋 30 毫升。

做法 乌梅加醋放玻璃杯中浸泡1周，用时取乌梅肉，磨成糊状。

用法 热水浸洗患处，削平患处表层，取乌梅肉糊敷在鸡眼处，用胶布固定，一天换1次。1周一个疗程，一般2个疗程能见效。

《神农本草经》中记载乌梅「主下气，除热烦满，安心，肢体痛，偏枯不仁，死肌，去青黑痣、恶肉」。因此用醋拌乌梅肉，对于去除死肉、角质有良好的疗效。

同效小偏方

韭菜汁辅治鸡眼

将连根韭菜洗净，切碎，用研钵研磨后，用纱布滤汁，涂擦在鸡眼的部位，每日1次，坚持10天。

来源《神农本草经》

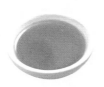

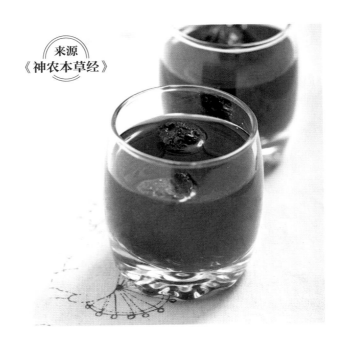

冻疮

橘皮生姜汁可饮用可热敷

冻疮是人在寒冷、潮湿等条件的刺激下产生的体表局部损伤，常表现为局部皮肤红肿、溃烂、瘙痒或产生灼热感，主要发生在耳朵、鼻子、手、脚等血液循环较差的部位。中医认为，冻疮应以活血通脉、温经散寒的原则进行调理，推荐使用橘皮生姜汁、涂抹芝麻叶汁帮助缓解。

橘皮生姜汁 \ 散寒止痛，促进血液循环 /

材料　煎茶：鲜橘皮 5 克，生姜片 3 克。
　　　　泡洗：鲜橘皮 60 克，生姜片 30 克。
做法　将鲜橘皮和生姜片加适量清水煎煮15分钟。
用法
❶ 凉至温热饮用。
❷ 将橘皮和姜片取出，待水温降至皮肤能耐受的温度，将患处在水中浸泡20分钟，每晚1次。

《金匮要略》中载："干呕，哕，若手足厥者，橘皮汤主之。橘皮汤方：橘皮四两，生姜半斤。上二味，以水七升，煮取三升。温服一升，下咽即愈。"其中，"手足厥"就是指四肢寒冷，严重的会发生冻疮。橘皮加生姜搭配煎煮，可帮助加快血液循环，有活血散寒、消肿止痛的功效。

同效小偏方

芝麻叶汁润燥生肌

取芝麻叶适量，洗净，搓取汁，在生过冻疮的皮肤上反复涂擦，每次20分钟，让叶汁在皮肤上留1小时再洗净，每日1次，连擦1周，能大大减少冬天生冻疮的概率。

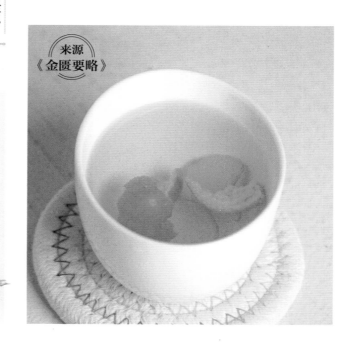

来源《金匮要略》

第三章

小偏方
大功效

紧急时刻的
缓解方

可用生姜片贴肚脐

晕车是指在坐车或坐船时出现头晕目眩、恶心、冷汗甚至呕吐等症状，尤其是汽车急刹车、急转弯或轮船遇风浪摇荡得特别厉害时。容易晕车的人，要注意在坐车之前不要吃太饱，保持良好的心态、充足的睡眠，也可以使用生姜片贴肚脐、挤压橘皮喷鼻等小偏方来预防缓解。

生姜有『呕家圣药』之誉，具有解表散寒、温中止呕的功效，不但对预防晕车、晕船有效，对头痛也有缓解作用。

生姜片贴肚脐·内关穴

\ 减轻晕车、晕船时的恶心 /

材料 新鲜生姜 2 片。

用法

❶ 将新鲜生姜片，贴于肚脐眼处（神阙穴），然后用胶布或伤湿止痛膏固定。

❷ 按男左女右的原则，在手上内关穴处再贴一片生姜片，用胶布或手帕包扎固定。

同效小偏方

**挤压橘皮喷鼻，
理气和胃止呕**

橘皮辛散通温，气味芳香，可帮助缓解恶心。取适量新鲜橘皮洗净，在乘车船前 1 小时，表面朝外向内对折，对准鼻孔，用手指挤压，将喷射出的芳香油雾吸入鼻孔。

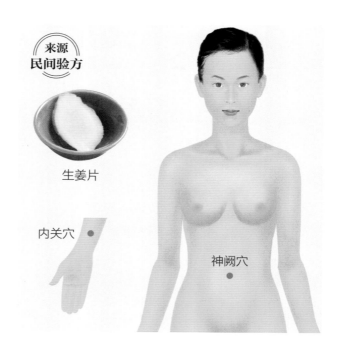

来源
民间验方

生姜片

内关穴

神阙穴

消化不良、失眠、便秘等都是水土不服的常见症状。蜂蜜有润肠通便、镇静安眠的功效；如在外地出现这类情况，可以使用蜂蜜水来缓解。

蜂蜜水缓解不适

人体具有顺应自然、自我保护的本能，有时因出差、旅游等到了与原本生活地气候、环境、饮食习惯等差异较大的地方，可能会出现水土不服，主要表现为长痘、乏力、失眠、胸闷、皮肤过敏、呕吐腹泻等。因此外出时，要尽量饮食清淡，不要暴饮暴食，对从未尝试过的食物应慎重对待。出现水土不服的症状时，可用蜂蜜水或藿香正气水来缓解。

蜂蜜水 \ 润肠，安眠 /

材料 蜂蜜适量。
用法
蜂蜜用温开水冲泡饮用即可。

特别
叮嘱
蜂蜜宜用 40~60℃的水冲泡，其营养成分能完整保留，也更容易被人体吸收。此外，1岁以内的儿童不宜饮用蜂蜜。

同效小偏方

藿香正气水，缓解水土不服便捷有效

藿香正气水出自宋代《太平惠民和剂局方》，有缓解头痛、腹痛腹泻等功效，能帮助祛除体内邪气，药店即可买到。使用时摇匀，口服5~10毫升，一日2次。

来源
民间验方

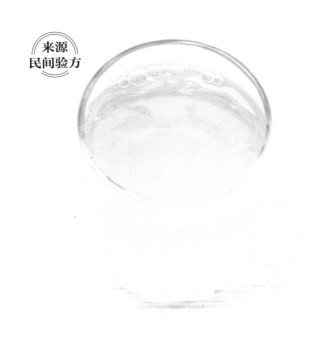

应对流鼻血

按摩迎香穴有效

日常诱发鼻出血的原因很多，如抠鼻导致鼻黏膜损伤、鼻子有炎症、环境干燥等。如果只是少量出血或鼻涕带血，一般不需要特别处理；如果出血量较大，切忌仰头，可按摩迎香穴、用手指捏紧双侧鼻翼来止血；如果血流不止，应及时就医。生活中，注意保持室内空气湿度和鼻腔黏膜湿润，避免用手抠鼻。

按摩迎香穴　\ 缓解鼻出血 /

取穴　鼻翼旁的鼻唇沟凹陷处。

方法

将双手的食指指腹放于左右穴位上，对称地进行按揉。每穴按摩 5 分钟，每天早晚各按摩 1 次。

特别叮嘱　按摩时力度一定要适度，最好由轻渐重。

迎香穴有开通鼻窍、迎闻香臭的功效，故名『迎香』。按摩迎香穴既有助于改善局部血液循环，防治鼻塞、鼻出血，还能帮助防治面部神经麻痹症。

同效小偏方

鲜藕汁凉血止血

《本草经疏》中记载"藕，生者甘寒，能凉血止血、除热清胃，故主消散瘀血、吐血、口鼻出血……"取莲藕 200 克，去皮洗净切片，加适量饮用水，放入榨汁机中榨汁，每日喝 1~2 次，每次 1 小杯，连用 5~7 天。

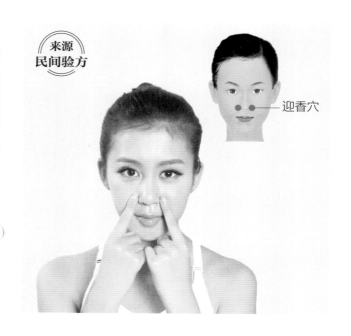

来源　民间验方

迎香穴

打嗝止不住

老刀豆生姜水缓解虚寒呃逆

打嗝又称"呃逆"，是由膈肌痉挛收缩引起的，发出的声音急而短促。出现打嗝大多与吃得过快、过饱，摄入过热或过冷的食物等有关，外界温度变化和过度吸烟也会引起打嗝。偶尔打嗝可以用憋气、弯腰喝水来止嗝。打嗝较频繁的话，推荐使用老刀豆生姜水、荔枝灰等来缓解。

老刀豆生姜水 \缓解虚寒呃逆/

材料 带壳老刀豆30克，生姜3片，红糖适量。
做法
将带壳老刀豆、生姜洗净，放入锅内加水煎煮，去渣，加红糖调味即可。
用法 每天分2次服用。

特别叮嘱 胃热烦渴、口干的人慎用。

《本草纲目》记载刀豆："温中下气，利肠胃，止呃逆，益肾补元"。刀豆具有暖脾胃、下气、益肾、补充元气的功效，适用于气滞、呃逆等症状。

同效小偏方

荔枝灰可解呃逆

荔枝味甘甜，有和胃降逆的作用，荔枝核有理气、散结、止痛的功效，可止呃逆。取荔枝3个，连皮带核烧成灰，研为细末，待用。用白开水冲服，连用数次。

来源 民间验方

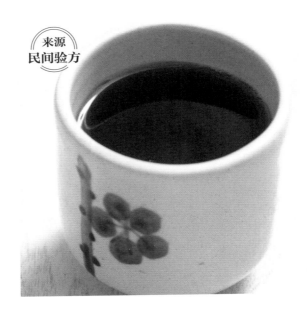

轻度烫伤

一碗米醋助止痛

烫伤是指身体因接触沸水、热油、烧热的金属等高温物体导致的皮肤损伤。局部创伤较小的轻度烫伤，会出现轻度的红、肿、热、痛，没有水疱，可立即用冷水进行冲洗，再使用米醋、新鲜葡萄等敷在烫伤处。对于剧痛、有水疱、水肿明显的大面积烫伤，宜尽早送医院治疗。

米醋 \ 杀菌消毒止痛 /

材料 米醋适量，面巾纸 1 张。

做法

❶ 烫伤后，用流水冲洗 10~15 分钟后， 用米醋擦洗烧烫伤处。

❷ 将面巾纸叠好，放入醋中浸泡，拿出敷于患处。

用法 每隔一段时间往纸上淋一些醋，以保持面巾纸湿润，10 ~ 20 分钟后， 便能起到止痛效果。

米醋有杀菌、醒脾开胃、增进食欲的作用，外用于轻度烫伤，可帮助镇静止痛。

同效小偏方

新鲜葡萄缓解疼痛

取鲜葡萄适量，洗净，去子，放入容器中捣烂为浆。直接敷于烫伤处，药干后再换，疼痛可得到缓解。

来源
民间验方

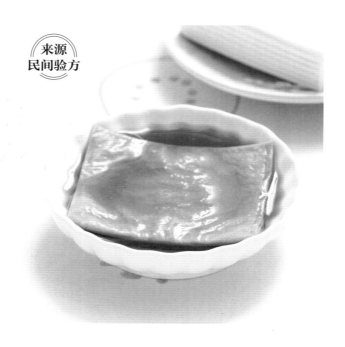

晒伤

冷敷的目的是降低被高温灼热的皮肤温度，达到清凉修复的效果，进而镇痛。使用冰牛奶冷敷，有助于缓解皮肤晒伤。

牛奶冷敷清凉修复

晒伤是皮肤受强烈的紫外线刺激而出现的急性损伤，表现为日晒部位的皮肤出现红肿、灼热感，可以用牛奶或西瓜皮冷敷来缓解。如果出现严重晒伤，发生水疱，伴有瘙痒、灼痛或刺痛感，并出现发热、头痛、恶心、呕吐等症状时，应及时就医。

牛奶冷敷 ＼消肿镇静／

材料 冷藏牛奶适量。

做法 用冷藏牛奶将干净的小毛巾或纱布浸湿，拧至不滴水，敷在晒伤的皮肤上即可。

用法 隔5分钟浸一次牛奶，敷30~60分钟，一天敷2~3次，持续3天左右。

特别叮嘱 如果没有冷藏牛奶，也可以用牛奶兑凉白开进行冷敷。晒伤后不能再碰热水，不能用肥皂、沐浴露等去刺激皮肤，且暂时不要使用护肤品。

同效小偏方

西瓜皮舒缓晒伤皮肤

将西瓜皮切成小薄片，放入冰箱冰镇10分钟，取出，敷在晒伤的部位，轻轻擦拭，可起到较好的消炎、杀菌功效，能镇静、舒缓肌肤。

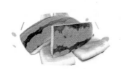

来源民间验方

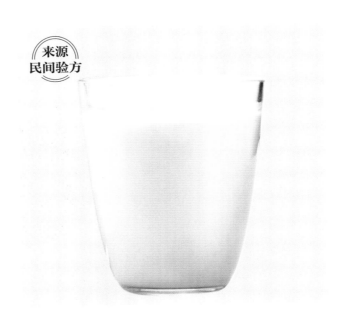

腰扭伤

用冬瓜皮酒活血止痛

生活中，姿势不正确或用力不当，容易引起腰扭伤。腰扭伤后，应卧硬板床休息；24 小时内可冷敷以减轻疼痛；24 小时后可局部热敷，促进血液循环；同时可使用冬瓜皮酒、红花炒鸡蛋等小偏方来缓解。一般来说，轻微腰扭伤，休息 1~2 天，配合冷敷和热敷，基本都会好转，如果疼痛持续或越来越严重，应尽早就医。

冬瓜皮酒 \ 理气，活血，止痛 /

材料 冬瓜皮 30 克，白酒适量。

做法 冬瓜皮洗净，炒灰存性，研为细末。

用法 用白酒送服，每日 1 次，每次服用 6 克，3~5 天为一个疗程。

特别叮嘱 因营养不良而导致的虚肿之人慎用。白酒用量要适度，不胜酒力者、对酒精过敏者不能饮用。

同效小偏方

腰扭伤就按压腰痛点

腰扭伤后可用大拇指交替按压腰痛点这四个腧穴（左右手各 2 个），至局部产生明显的酸胀感，能帮助减轻疼痛。腰痛点位于手背食指与中指之间以及无名指与小指之间，手腕横纹与掌指关节的中点处。

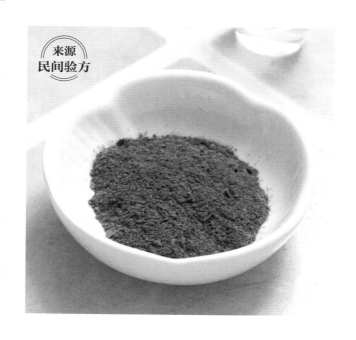

来源
民间验方

跌打损伤

《本草纲目》中说：「丝瓜老者，筋络贯串，房隔联属，故能通人脉络脏腑，而去风解毒，消肿化痰，祛痛杀虫，及治诸血病也。」丝瓜络有通经活络、活血的功效，适用于痹痛拘挛、胸胁胀痛等。

白酒冲服丝瓜末消血肿、止痛

跌打损伤主要指因跌倒、击打等造成的软组织损伤、外伤肿胀疼痛、皮肉破损出血，多以疼痛、肿胀为主要表现。发生跌打损伤，应立即冰敷处理，使血管收缩，止血消肿，再用适合的药物治疗。轻度的跌打损伤推荐用白酒冲服丝瓜末、食用三七蒸鸡等来缓解。

白酒冲服丝瓜末 ＼缓解跌打损伤疼痛／

材料 丝瓜络1个，白酒适量。

做法

1. 丝瓜络洗净，切片，晒干，放入铁锅中。
2. 小火焙炒成棕黄色，研为粉末，装瓶，备用。

用法 用白酒冲服，每次服3克，每日2次，连用3天。酒精过敏者禁用。

特别叮嘱 四肢出现跌打损伤，可用丝瓜粉末加白酒调匀，敷于患处，每日换1次。

同效小偏方

三七蒸鸡散瘀止痛

取鸡肉片100克，三七粉4克，盐、胡椒粉适量。将鸡肉片放入盘中，撒上三七粉、盐、胡椒粉搅拌均匀，蒸熟即可食用。每日1次，连服2周。

来源 民间验方

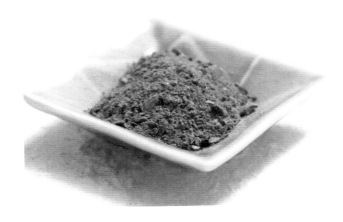

中暑

苦瓜绿豆冰糖饮能解决

长时间在暑热天气、湿度大及不通风的环境下从事劳动可引起中暑，出现不自觉冒汗、头晕无力、胸闷气短、恶心等。中暑时应立即转移至阴凉通风处休息，补充含钠钾的水。调理中暑以清凉解暑为原则，日常多喝水，避开高温环境，吃一些如苦瓜、绿豆、西瓜等食物，都有助于降温消暑。

绿豆可防暑祛热，是夏天必备的消暑利尿佳品。苦瓜性寒，味苦，也是清热解毒和消炎泻火的佳品，与绿豆和冰糖搭配，味道清甜，消暑效果更佳。

苦瓜绿豆冰糖饮 ＼ 清热消暑 ／

材料 苦瓜100克，绿豆25克。

调料 冰糖适量。

做法

❶ 绿豆洗净，浸泡30分钟；苦瓜洗净，去瓤，切块。

❷ 锅置火上，加入适量清水，放入冰糖，煮沸后放入绿豆煮25分钟，再放入苦瓜块煮约15分钟至绿豆熟即可。

用法 每日1~2次。

同效小偏方

苦瓜茶消暑止渴

取鲜苦瓜150克，绿茶3克。苦瓜洗净，去瓤，装入绿茶后挂于通风处。阴干后，洗净外部，擦干，与茶叶一起切碎，混匀。每次取6克，以沸水冲泡,盖盖闷20分钟，代茶饮。

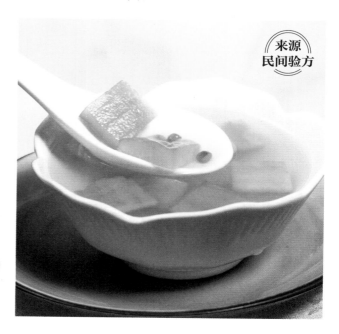

来源
民间验方

突然昏厥

掐人中穴醒神开窍

昏厥的原因有很多，如大脑缺血引起供氧不足、工作太累、心情悲痛、精神紧张、大出血、心脏疾病等，主要表现为突然的意识丧失而倒地，或伴有头晕、目眩、耳鸣、面色苍白及出冷汗等。突发昏厥，可掐按人中、喝糖水等来缓解。

掐按人中 \ 醒神开窍 /

取穴 上嘴唇沟的上 1/3 与下 2/3 交界处。

方法 当发现有人昏厥时，可立即用食指或拇指指端掐按人中穴处，行强刺激。以每分钟 20～40 次为宜，可改善昏厥。

\ 特别 叮嘱 / 与百会穴、十宣穴、涌泉穴等合用，效果更好。

《肘后备急方》中记载救卒中恶死方：『令爪其病患人中，取醒』。人中穴也称寿堂，是重要的急救穴位之一，掐按能缓解因休克、虚脱、中暑等导致的晕厥。

同效小偏方

喝糖水缓解因低血糖导致的晕厥

早上不吃饭、剧烈运动等，容易出现因低血糖引起的晕厥，人会感到饥饿、冒冷汗、心慌、手抖等。在意识清醒、能吞咽的情况下，让患者喝点糖水或温开水，能帮助缓解不适，然后尽快送医。

来源 《肘后备急方》

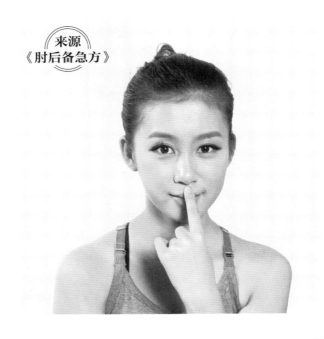

龙眼壳煮水来缓解

中医头晕头痛证型很多，不可一概而论。焦虑、压力、疲劳等，常常会导致头晕头痛，轻者可在较短的时间内自行缓解，重者会影响学习、工作等。出现头晕头痛，推荐使用龙眼壳煮水、白萝卜冰片汁缓解，效果较好。

龙眼壳煮水 ＼缓解头晕／

材料　龙眼壳 6 克。

做法　龙眼壳洗净，放入锅内，加入适量的清水，用水煎 20 分钟，取汁饮用。

用法　代茶饮。

龙眼壳性温，味甘，无毒，有祛风解毒的功效，能帮助改善头晕等症状。

同效小偏方

白萝卜冰片汁滴鼻缓解头痛

白萝卜含天然芥子油，可帮助缓解偏头痛；冰片可开窍醒神、清热止痛。取白萝卜300 克，冰片少许。白萝卜洗净，切块榨汁，将萝卜汁加热至30～40℃，放入冰片溶化。如左侧头部疼痛，滴入右鼻孔；如右侧头部疼痛，滴入左鼻孔。

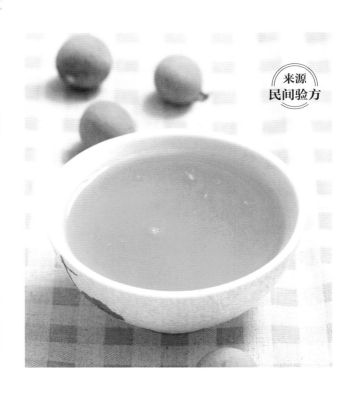

来源
民间验方

腿抽筋

合谷穴为手阳明大肠经的原穴，为脏腑原气驻留的部位。按压合谷穴可帮助镇静止痛、通经活络、清热解表。搭配人中穴，有助于缓解小腿抽筋出现的疼痛。

同效小偏方

白酒温热方
促进肌肉血液循环

取适量高度白酒适当加热，滴几滴于手心，然后在抽筋的部位揉搓2分钟。揉搓时，要有一定的力度，以局部皮肤发红为宜。

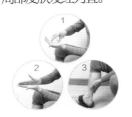

穴位按压能缓解

腿抽筋通常是在不自主、无症状的情况下，神经肌肉异常兴奋，引起肌肉过度收缩。抽筋时肌肉明显紧绷、收缩，疼痛难忍，持续数秒或数十秒之后逐渐缓解，多与睡觉手冷、出汗过多、疲劳过度、缺钙有关。小腿抽筋可通过按摩合谷穴或用白酒揉搓来缓解。

穴位按压 \有效缓解疼痛/

取穴

❶ 合谷穴：位于第一掌骨和第二掌骨中间的凹陷处。

❷ 人中穴：位于鼻唇沟（即上嘴唇沟）的上1/3与下2/3的交点。

方法　抽筋时，迅速掐压手上合谷穴和人中穴20~30秒钟。

特别
叮嘱　可以配合用热毛巾热敷，同时用手按摩。

来源
民间验方

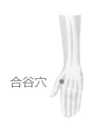
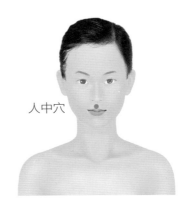

合谷穴　　　　　　　　　人中穴

蚊虫蜂叮咬

敷大蒜片消肿止痛

蚊虫蜂叮咬多发生于夏季，叮咬后会出现肿痛、瘙痒等症状。缓解蚊虫蜂叮咬以消肿止痛止痒为原则，在叮咬处敷大蒜、芦荟叶汁皆可帮助杀菌消炎、消肿止痛。夏天，应经常洗澡，尤其是运动、出汗后，晚上出门避免在绿化带、水池等蚊虫较多的地方停留，定期清理盆栽、地漏的积水，都是防蚊虫的好方法。

敷大蒜片 \ 杀菌消毒止虫咬 /

材料 大蒜适量。
做法 将大蒜剥皮，切成薄片。
用法 将大蒜片敷在患处，一般半天即可止痒消肿。

大蒜有辛香味，外敷有助于防止蚊虫蜂叮咬，再加上其本身具有杀菌消炎的功效，敷在蚊虫蜂叮咬处，还能达到消肿止痛的效果。

同效小偏方

芦荟叶汁消炎止痛

取新鲜芦荟适量，洗净、去刺、去皮，切成小块，放入料理机中打碎、过滤，然后将芦荟鲜汁装入瓶中，放入冰箱内贮藏。每日数次涂于患处即可。

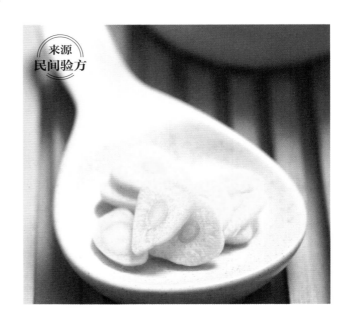

来源
民间验方

第四章

小偏方

大功效

肥胖调理
看体质

寒湿肥胖

"喝水都胖"、怕冷、头痛，喝陈皮荷叶茶

《仁斋直指方论》中有"肥人气虚生寒，寒生湿，湿生痰……故肥人多寒湿"。寒湿体质成因主要是环境潮湿、湿气侵入人体或人体内水分过多、无法排出代谢废物，主要表现为四肢沉重、喝水易胖等。寒湿体质的调理需由内而外，对外保持居室干燥通风，对内通过饮食调理体质，可多吃些利水消肿的食物，如荷叶、山药、红豆、海带、冬瓜等。

陈皮荷叶茶 ╲ 减肥祛寒湿 ╱

材料　陈皮 5 克，干荷叶 6 克。
做法　干荷叶撕成碎片，陈皮掰碎。沸水冲泡，闷 20 分钟后即可。
用法　代茶频饮，可以反复冲泡。

陈皮性温，味辛、苦，所含挥发油有祛痰的作用，可缓解寒湿型肥胖。荷叶是祛湿减脂的佳品，其中的荷叶碱能减少人体对脂肪的吸收。陈皮荷叶茶是祛寒湿减肥不错的选择。

同效小偏方

红豆鲤鱼汤祛湿减重

取鲤鱼 1 条，红豆 50 克，陈皮 5 克，草果 1 个，干辣椒 2 根。鲤鱼处理洗净，红豆、陈皮、干辣椒、草果填入鱼腹同放锅中，加适量姜、葱、胡椒粉、料酒、盐煮熟即可。每周食用 1~2 次。

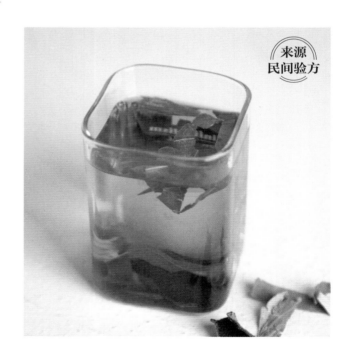

来源
民间验方

湿热肥胖

多饮多食、痘痘多、便秘、怕热，喝三瓜汁

湿热型肥胖主要由长期饮食不当、运动过少、脾失健运、痰湿内停导致。湿热型肥胖的人体内湿热比较重，常表现为面色发黄、出汗、食欲大、口干舌燥、常发皮肤病等。湿热型的减肥重点在于清热祛湿，推荐用降脂消肿的三瓜汁来调理，按揉内庭穴效果也不错。

三瓜汁 \ 降脂利水消肿 /

材料　鲜西瓜皮、冬瓜皮、丝瓜皮各50克。
调料　白糖少许。
做法　将三种瓜皮洗净后，用水煎15分钟，最后加白糖调味即可。
用法　代茶饮，每日1~2杯。

西瓜皮性寒，味甘，有清解暑热、止渴利尿的作用；冬瓜皮可帮助消热毒、利小便；丝瓜皮可退火毒、消肿。三者搭配，有清热祛湿、利尿的效果。

同效小偏方

按揉内庭穴抑制食欲

内庭穴是胃经常用穴位，可帮助湿热肥胖的人泻胃火，抑制食欲，达到减肥的效果。取正坐或跷足的姿势，在足背第2脚趾和第3脚趾间的缝隙交叉处取穴。用大拇指按揉内庭穴100次，以有酸胀感为宜。

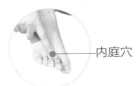

内庭穴

来源
民间验方

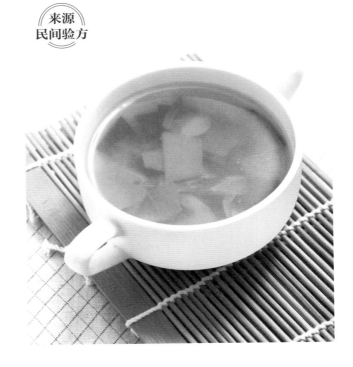

痰瘀肥胖

血压血脂高，喝绿豆荷叶粥

痰瘀型肥胖的主要原因是日常饮食不当，如有喝酒、好吃辛辣等习惯，造成体内痰湿瘀滞而形成肥胖，同时可能伴有高血压、血脂异常、脂肪肝等慢性病，以及日常爱睡觉、易口渴、食量大等。中医认为，痰瘀型肥胖者的减重原则是清热化湿、化瘀消痰，可适当多食绿豆、荷叶、白菜、芹菜等食物。

绿豆荷叶粥 \ 缓解痰瘀型肥胖的常见症状 /

材料 大米、绿豆各 50 克，干荷叶 5 克（或鲜荷叶 10 克）。

调料 冰糖少许。

做法

❶ 绿豆洗净，浸泡 2 小时；大米淘净，浸泡 30 分钟；干荷叶撕小片。

❷ 锅内加冷水、绿豆，用大火煮沸后改用小火煮至绿豆半熟，加荷叶、大米续煮至米烂豆熟，去荷叶，加冰糖调味即可。

用法 每日 1 次。可常食。

荷叶气味清香，有消暑化湿、升发清阳的功效，绿豆可清热解毒、利尿消暑。二者搭配能使排毒消暑的效用加倍，缓解痰瘀型肥胖出现的症状。

同效小偏方

山楂荷叶茶，调理湿热肥胖

荷叶清热利湿，搭配化饮食、消肉积的山楂，减重效果更佳。取山楂片、干荷叶，用沸水冲泡代茶饮。

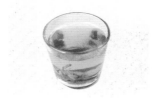

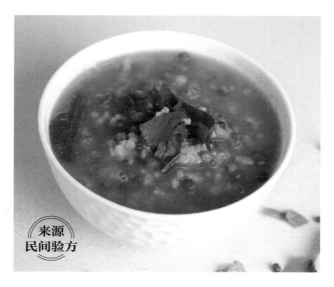

来源 民间验方

痰热肥胖

陈皮荷菊茶改善口渴、上火

痰热型肥胖常由生活中饮食不节、营养过剩、情志失调、劳累过度等引起，表现为身体感觉油腻且出汗黏、有内热、易口渴、口气重等，甚至还会出现中风、眩晕等。痰热型肥胖者用陈皮、荷叶、菊花等祛湿化痰的食材进行调理效果较好。

陈皮荷菊茶 \ 消痰除热，减肥降脂 /

材料	陈皮、干荷叶各 5 克，菊花 3 朵。
做法	干荷叶撕成碎片，陈皮掰碎，与菊花一起放入杯中，加沸水冲泡，闷20分钟后饮用。
用法	代茶饮，可以反复冲泡。

荷叶清热祛湿，陈皮祛湿化痰，二者搭配菊花有助于消痰、祛湿热，可缓解假性口渴的问题。该茶还有助于降脂减肥，适用于易上火的痰热型肥胖者。

同效小偏方

温胆汤泡脚祛湿消痰

此方被收录在唐代孙思邈的《千金方》中，有祛湿热、化痰的功效。取茯苓30克，陈皮9克，法半夏、竹茹、炙甘草、枳实各6克。将材料熬水，药汁倒入温水中泡脚即可。每天1次。

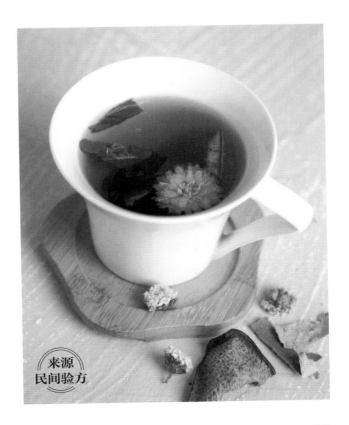

来源 民间验方

气虚肥胖

虚胖、爱出汗、水肿，喝黄芪茯苓水

气虚型肥胖的主要原因是肺气不足或脾胃气虚，常表现为气短懒言、容易咳嗽、少气无力、易腹胀、进食少等。调理气虚型肥胖应采取补肺益气及健脾胃的办法。黄芪茯苓水、芋头香粥等实用小偏方能帮助肥胖者补虚提气、减肥消肿、增强免疫力。

黄芪能补一身之气；茯苓有利水渗湿、宁心健脾的功效。二者搭配，很适合气虚型肥胖者，有助于缓解爱出汗、爱感冒等症状。

黄芪茯苓水 \ 减肥补虚，增强免疫力 /

材料 黄芪 100 克，茯苓 50 克。
做法
❶ 黄芪、茯苓放入锅中，清水泡 1 小时后大火煮开，再用小火煮半小时，滤出药汁。
❷ 药渣重新加水再煮两次，水开后煮半小时，滤出药汁。把三次的药汁混合在一起倒入锅内，煮到浓缩，放入冰箱冷藏。
❸ 每天取适量放入杯中，加开水调稀饮用。
用法 代茶饮。此为 10 次的量。

同效小偏方

芋头香粥适合脾胃气虚型肥胖者

取大米、芋头块、猪瘦肉丁各 50 克。将大米、芋头块放入清水锅中熬煮成粥，加猪瘦肉丁煮熟，撒盐、葱花即可。每周食用 2~3 次。

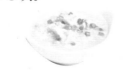

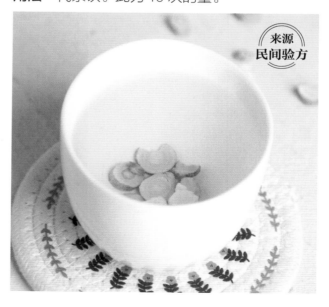

来源
民间验方

气滞血瘀肥胖

四肢不胖腹部胖、脸色暗沉，喝山楂柠檬茶

气滞血瘀型肥胖主要原因是气滞血瘀导致身体血液循环不畅、代谢不良，常表现为体胖、急躁易怒、失眠多梦等。这种类型的肥胖者可以吃行气和胃、活血化瘀的食物，如山楂、柠檬、柑橘、柚子、白菜、油菜等。

山楂柠檬茶 ＼消导通滞，活血化瘀／

材料 干山楂 10 克，干柠檬 4~5 片。
调料 蜂蜜适量。
做法 干山楂洗净，加入干柠檬片用沸水冲泡，闷 20 分钟后加适量蜂蜜调味即可。
用法 代茶饮。

《本草求真》中记载：『按楂味酸与咸，最能消化肉食。』山楂性微温·味甘、酸，有消食行气、活血化瘀的功效。柠檬有清肠涤胃的功效。二者搭配可帮助加快代谢，消导通滞、活血化瘀。

同效小偏方

山楂三七茶行气散瘀

山楂行气消食，三七粉活血散瘀、消肿止痛，可帮助调理气滞血瘀肥胖。取干山楂 10 克，三七粉 3 克。将干山楂放入沸水中泡 10 分钟，加三七粉搅匀，调入蜂蜜即可饮用。

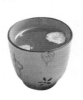

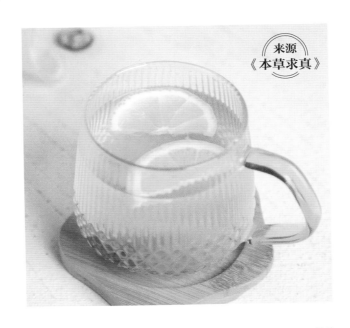

来源《本草求真》

阳虚肥胖

艾灸肾俞、命门改善怕冷

阳虚体质的人体内阳气不足，津液水湿运化功能下降，因此比常人更容易发胖。阳虚肥胖的人特别怕冷、不爱运动、常熬夜、常食寒凉，调理应以温肾阳、暖脾胃、补中气为主，日常应加强运动，增加日晒，有助于提升阳气。

艾灸肾俞、命门 \ 温补肾阳，促进气血循环 /

取穴 肾俞穴在第 2 腰椎棘突旁开 1.5 寸处；命门穴位于腰部，当后正中线上，第 2 腰椎棘突下凹陷中。

方法 点燃艾条，在距离肾俞、命门穴 1.5~3 厘米处温和施灸。每次 3~5 分钟，每天灸 1 次，连灸 5 天为一个疗程。

中医认为，常灸肾俞穴、命门穴，可温补肾阳、促进全身气血循环，帮助排除体内的代谢废物，有助于减肥。

同效小偏方

参芪甘草饮补阳气

人参大补元气；黄芪可补中气；甘草也是补虚圣品，又可调和脾胃。三味中药一起泡茶，可以补气驱寒、温暖四肢。取人参 3 克，黄芪 10 克，甘草 5 克，加热水闷泡，每天喝 3 次。

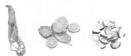

来源
民间验方

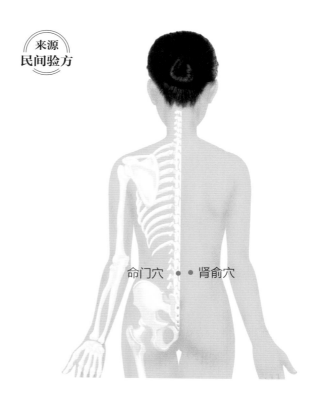

命门穴 • • 肾俞穴

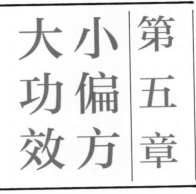

第五章 小偏方 大功效

老人长寿过百岁

梳头

头为精明之府，日梳三遍百病除

中医经典文献《黄帝内经》中记载"头者精明之府"。古人认为，诸阳之神气皆上会于头，诸髓之精气皆上聚于脑。因此常梳头有健脑聪耳、保养头发、缓解压力、通达阳气等作用。

中医认为，人体的重要经脉、多个穴位及十多处特殊刺激区均汇聚于头部，用梳子对其进行按摩或刺激，可起到疏通经脉、促进血液循环、延缓衰老、增强记忆力的作用。

日梳三遍头 \ 延缓大脑衰老 /

做法 每日梳三遍头，分别在晨起后、中午休息后和晚上休息前，频率以两分钟梳60~100次为宜。

来源《黄帝内经》

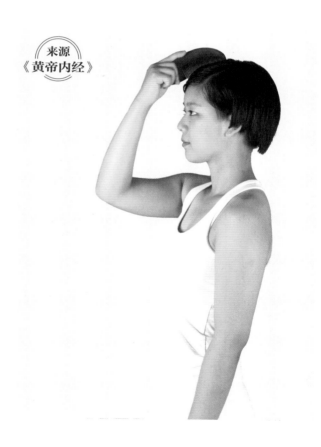

同效小偏方

**核桃花生牛奶
增强记忆力**

取核桃仁、花生米各15克，牛奶200克，放入榨汁机中榨成汁即可。每日饮用1次。

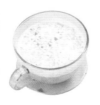

吞唾液

日咽唾液三百口，一生活到九十九

中医认为，唾液从口腔壁涌出后，经舌根、咽喉，从肺转肝脏，进肾经，化生为津液，贮于丹田中，遂成精气，起到和脾健胃、濡润孔窍、润泽四肢五脏、强肾补元、滑利关节、补益脑髓的作用。在中医养生里，坚持咽唾液是延缓衰老简便而有效的方法。

咽唾液 \ 护脏腑、润四肢 /

做法

❶ 全身放松，面带笑容，坐立行走都可以练习。不要躺着练，不利于津液的下咽。

❷ 搅海，即舌头在口腔内转圈搅动，顺时针9次、逆时针9次，再顺时针9次、逆时针9次，共计36次。然后将口中唾液分三小口缓缓咽下。咽的过程中感受暖暖的、润润的感觉，从咽喉到食道，从食道到胃，从胃到肚脐，从肚脐到下丹田（位于肚脐下方四指处）。

来源
《**本草纲目**》

《本草纲目》中记载『时珍曰：人舌下有四窍，两窍通心气，两窍通肾液，心气流入舌下为神水，肾液流入舌下为灵液……所以灌溉脏腑，润泽肢体。』唐代医学家孙思邈也提倡『早漱津令满口乃吞之』。

老祖宗留下来的长寿智慧

鱼生火，肉生痰，青菜萝卜保平安

一年四季不离萝卜保平安，不用急着去医院

萝卜嘎嘣脆，常吃活到百十岁

病从口中入，寒从脚上生

坐卧不迎风，走路要挺胸

常在树林转，润肺身体健

常在花间走，活到九十九

吃药不忌嘴，跑断医生腿

天天千步走，药铺不用找

人怕不动，脑怕不用

同效小偏方

燕麦薏米红豆粥
补血养心延缓衰老

取红豆20克，薏米、燕麦各30克，大米25克，放入清水锅中，大火煮至黏稠，加适量冰糖煮化即可。每周食用2~3次。

叩齿

朝暮叩齿三百六，七老八十牙不落

老年人的口腔健康与全身健康息息相关，龋病和牙周疾病是细菌感染性疾病，可危害全身健康，影响生命质量。因此老年人应做好口腔清洁，养成良好的口腔卫生习惯，关注口腔黏膜疾病。中医认为，肾气实，齿更发长，也就是说肾精生髓，强健牙齿可以从养护肾精入手，早晚叩齿、运舌、温水刷牙漱口等也可以使牙齿更为坚固。

早晚叩齿 \ 强健牙齿根基 /

做法 保持口唇微闭，放松精神，身心合一。先叩臼牙，再叩门牙，进行轻重交替、有节奏地叩击。每日早晚各一次。

清朝尤乘的《寿世青编》中写道：『齿为筋骨之余，宜常叩击，使筋骨活动，心神清爽……』因此，经常叩齿有助于强肾固精，美齿固基。

同效小偏方

温水刷牙、漱口不伤牙龈

随着年龄的增长，牙齿易变得敏感，遇冷、热、酸、甜牙齿就会酸软。因此，刷牙、漱口应用温水，避免过冷、过热的刺激，既有利于清洁牙齿又不伤牙龈，保护口腔健康。

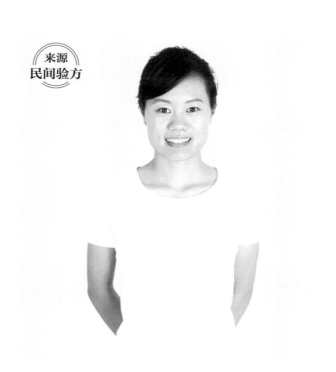

来源
民间验方

揉腹

每天揉腹一百遍，通和气血裨神元

中医认为，揉腹有助于强健脾胃、补气养血、培补神元。现代医学研究认为，揉腹能帮助调理便秘、胃肠溃疡、高血压、糖尿病等。

揉腹 \ 强健脾胃，补气养血 /

做法

❶ 用右手大鱼际在胃脘部按顺时针方向揉130次。

❷ 下移至肚脐周围顺时针方向揉 120 次，再用左手全掌揉全腹 120 次。最后逆时针重复一遍。

《延年九转法》载：「摩腹之法，以动化静，以静运动，……故能通和上下，分理阴阳，去旧生新，充实五脏，驱外感之诸邪，消内生之百症。」

同效小偏方

小茴香粥健脾开胃

取炒小茴香 6 克，大米 50 克。将炒小茴香装于纱布袋内扎口，入锅加水先煮 30 分钟捞出，再加入大米煮熟，加盐调味即可，早晚服用。

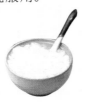

来源
《延年九转法》

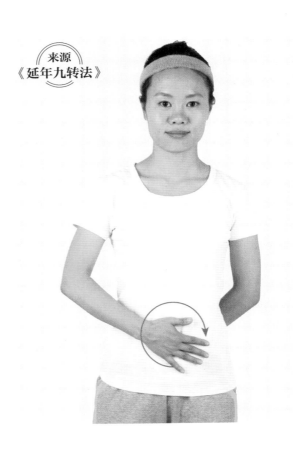

撮谷道

日撮谷道九十九，治病消疾又延年

谷道，即肛门。撮，缩也。撮谷道也就是收缩肛门的运动。中医认为，肛门位于人体经络的督脉上，提肛能升阳排浊。清朝乾隆皇帝87岁还能外出狩猎，他得意的养生之法就是撮谷道。

每日收缩肛门 \ 预防肛周疾病 /

做法 全身放松，用力夹紧臀部和大腿，配合吸气，舌舔上腭，向上收提肛门，稍闭气，然后慢呼，再放松全身。

用法 每日收缩肛门99次，每次1~2分钟。大便后，将提肛运动的时间延长到2~3分钟。

肛门周围的肌肉间歇性地处于运动状态对养身健体、促进肛周血液循环有较好效果，而且有助于预防痔疮、肛裂、脱肛、便秘等。

同效小偏方

扭扭腰，清清肠

扭腰能促进肠道蠕动，预防便秘，达到清肠的目的。自然站立，双手叉腰，双脚分开与肩同宽，自左向右扭转腰部15分钟，再自右向左扭转腰部15分钟。

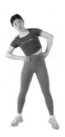

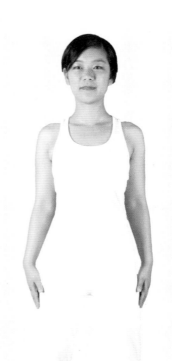

来源
民间验方

全身拍打

拍拍打打祛百病

全身拍打有助于促进血液循环、疏通经络、强壮筋骨、增强免疫力、延缓衰老。全身拍打不受时间、空间的束缚，只要有空就可以做。坚持拍打全身能加快全身的血液循环，让人保持清醒、充满活力。

全身拍打 \ 祛病健身 /

做法

❶ 取坐姿或站姿，放松身体，双手举过头顶，有节奏地从前额经过头顶到后脑颈部，略用力拍打 36 次。

❷ 微握拳，左手从上到下、再从下到上拍打右胸，右手用同样的方法拍打左胸。双手手指并拢，微微弯曲，拍打左右侧肩背各 60 次。

❸ 从上而下依次拍打腰部和双腿，然后从下到上拍打双腿和腰部，往返多次。

用法 用力要先轻后重，不要过猛，节奏要先慢后快。

拍打全身有助于气血运行，可帮助濡润周身器官，疏通筋骨，通利关节，改善失眠。

同效小偏方

山药薏米芡实粥
固肾强身

取糯米 80 克，山药、薏米各 20 克，芡实10 克，红枣 3 枚，放入沸水锅中煮至熟烂，加适量冰糖煮化即可。每周食用 2~3 次。

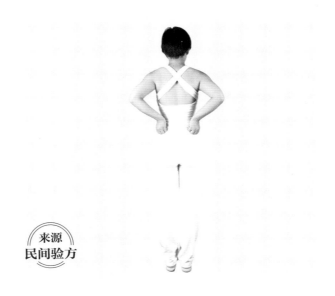

来源
民间验方

老年斑

醋泡鸡蛋淡化斑点

老年斑是一种良性的表皮增生性肿瘤，多见于面部、额部、颈部等，大都发生于 50 岁以后。老年斑的产生与人体代谢过程中的脂褐素有关，脂褐素聚集在皮肤表面促使老年斑生成。老年人可以根据自己的具体情况，尝试用醋泡鸡蛋、生姜蜂蜜饮等消斑淡斑的小偏方。

醋泡鸡蛋 \ 淡化老年斑 /

材料 陈醋 180 克，鸡蛋 1 个。

做法

❶ 陈醋装进广口瓶中；鸡蛋洗净，放入陈醋内浸泡 2 天。

❷ 待蛋壳软化，取出鸡蛋，用针在顶端扎一个小孔，将流出的蛋清装入小瓶，放入冰箱冷藏。

用法 每天取少量蛋清涂在有斑点的地方，5~10 分钟后洗掉。

蛋清含有蛋白质等营养素，有滋阴润燥的功效，而醋有微弱的腐蚀、剥脱作用。蛋清可以降低和缓冲醋的刺激性，还可以利用醋的剥脱效果淡化老年斑。

同效小偏方

生姜蜂蜜饮
淡化老年斑

将生姜片用开水泡 10 分钟，加少量蜂蜜搅匀，每天 1 杯，坚持饮用。

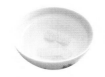

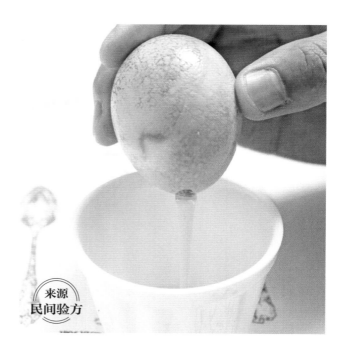

来源
民间验方

皮肤瘙痒

生姜陈皮饮帮助祛风止痒

在中医里，皮肤瘙痒属于"痒风""风瘙痒"的范畴。皮肤瘙痒多由生活环境、习惯或疾病引起，患者常抓挠不止，继而出现抓痕、血痂等，还会出现夜间加重而影响睡眠的情况。日久可能会出现湿疹化、苔藓样变及色素沉着。可以试着用生姜陈皮饮、盐浴等小偏方来缓解皮肤瘙痒症状。

生姜陈皮饮 \ 止痒消肿 /

材料 陈皮 5 克，生姜 2 片。
做法 用沸水冲泡后代茶饮即可。
用法 一次 1 杯，一天 2~3 次。

\ 特别
叮嘱 / 陈皮虽然原料是橘子皮，但是新鲜橘子皮所含的药理成分与陈皮不同，而所起的功效也有差别，所以不能用新鲜橘子皮代替陈皮。

中医认为，陈皮气香，味辛、苦，具有理气健脾、燥湿化痰的功效，搭配能镇痛止痒的生姜，能帮助解毒消肿止痒。

同效小偏方

盐浴散热止痒

盐浴可帮助皮肤止痒散热，缓解皮肤瘙痒的症状。取盐适量，煎汤洗浴。皮肤瘙痒的症状减轻后，要减少盐浴的次数，以免对皮肤造成损伤。

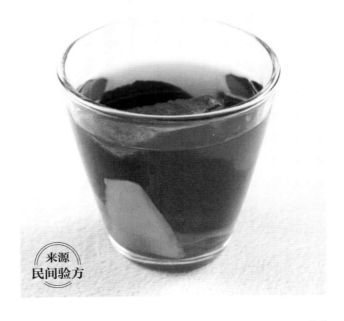

来源
民间验方

核桃芝麻莲子粥增进记忆

随着年龄的增长，人的记忆力会逐步下降，主要表现为大脑运转速度减慢，比如有时会忘记某个字该怎么写、做一些复杂的事情需要花费更多的时间等，这些与增龄相关的认知损害，人们一般称为老年健忘。吃养心健脑的食物如核桃、芝麻、花生等有助于缓解症状。

核桃芝麻莲子粥 \ 延缓记忆减退 /

材料 核桃仁、黑芝麻各 30 克，莲子 15 克，大米适量。

做法

❶ 大米洗净，浸泡 30 分钟；核桃仁洗净；莲子洗净，浸泡 4 小时。

❷ 锅内加适量清水烧开，放入所有材料煮至米烂粥稠即可。

用法 佐餐食用。每日 1 次。

核桃仁、黑芝麻含有较丰富的亚油酸、蛋白质、锌、锰等营养物质，莲子养心补虚，善补五脏之不足，三者搭配有助于补肾健脑。

同效小偏方

五仁茶抗衰老

这款茶饮不仅有助于强心健脑、预防老年健忘，还可润肠通便。取适量花生米、核桃仁、松子仁、栗子仁、薏米，磨成粉混合均匀，取适量用开水冲泡，代茶饮即可。

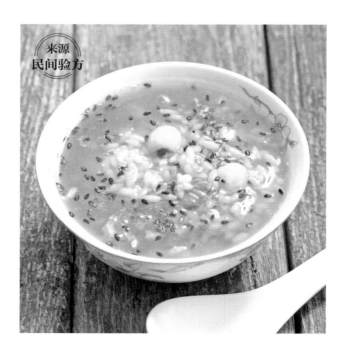

来源
民间验方

易骨折

多吃点壮骨的黄豆芽炖排骨

随着年龄的增长，体内的钙质流失较多，容易骨折。骨钙流失的表现为疼痛、压痛、肿胀等。老年人应注意强健骨骼、调节骨质代谢，推荐食用排骨、虾皮、牛奶、大豆等蛋白质和钙含量丰富的食物。

黄豆芽炖排骨 ＼强筋壮骨／

材料 黄豆芽、猪排骨各 250 克。

调料 料酒、盐、胡椒粉各适量。

做法

① 猪排骨洗净，斩块，用高压锅炖成汤。

② 黄豆芽洗净后切段，大火翻炒后倒入砂锅中，加入排骨汤、料酒，用小火炖 30 分钟，放盐、胡椒粉调味即可。

用法 佐餐食用。每周 3~5 次。

猪排骨中含有丰富的蛋白质、钙、镁等营养素，搭配黄豆芽不仅营养美味，还有助于维护骨骼健康、滋阴润燥、益精补血。

同效小偏方

黄芪虾皮汤强健骨骼

取黄芪、虾皮各 10 克。黄芪用水煎汤，过滤取汁。虾皮放入黄芪汁中，加水、葱、姜、盐等煨炖后佐餐服食即可。

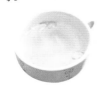

来源
民间验方

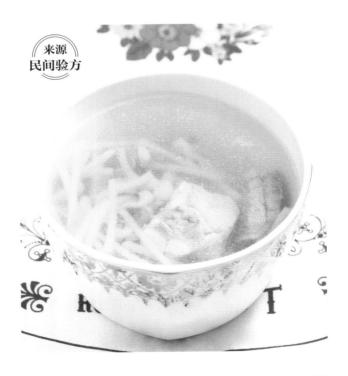

腿脚酸痛

花椒热敷来帮忙

很多老年人常会感到腿脚酸痛、无力，其原因可能与受凉、缺钙、行走时间过长、骨质疏松等有关。老年人在日常生活中要注意防寒保暖，适当运动，合理补充钙、蛋白质、维生素等营养素，也可以使用花椒热敷、饮生姜红糖茶来缓解腿脚酸痛症状。

花椒热敷 \ 缓解膝盖疼痛 /

材料 花椒 100 克，生姜 10 片，葱白 6 段。

做法 将花椒压碎，生姜、葱白洗净切末，然后将三种材料一同装入药包中，放入微波炉中加热 1 分钟。

用法 药包放在患处，盖上被子，热敷 30 分钟左右，每天 2 次。

花椒有温中散寒、除湿止痛、消炎止痒的作用，生姜和葱白也帮助发汗、解表散寒，三者搭配使用有助于缓解因受凉导致的膝盖疼痛。

同效小偏方

生姜红糖茶帮助止痛

取生姜 5~10 克切成片或丝，红糖少许，生姜水煎以后加红糖调味，热服，每天 1~2 杯。此方宜早晨饮用，晚上睡前喝会影响睡眠。

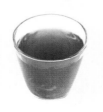

来源
民间验方

糖尿病血糖高

糙米茶，天然的利尿剂

糖尿病主要是因体内胰岛素分泌不足、胰岛素敏感性降低等导致体内血糖升高的疾病。糖尿病患者日常应注意控制热量摄入，适当运动，做好血糖监测。饮食方面，糙米茶、枸杞麦冬茶等小偏方可以帮助控糖。

糙米茶 \ 利尿控糖 /

材料　糙米 30 克。

做法　将糙米洗净晾干，干锅翻炒至黄褐色，再用煮锅加水煮，水开 5 分钟后，将糙米过滤留水作茶喝即可。

用法　每天 1 杯，坚持 1 个月。

糙米富含膳食纤维、B 族维生素等，能帮助控制血糖突然上升。

同效小偏方

枸杞麦冬茶
改善体虚无力

取枸杞 6 克，麦冬 3 克，一起放入杯中，倒入沸水，盖盖子闷泡约 10 分钟后即可饮用。这款茶饮可帮助平稳血糖，缓解糖尿病患者烦渴、体虚无力、大便干结等症状。

来源
民间验方

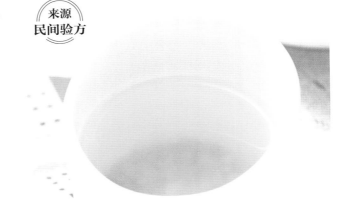

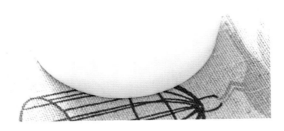

糖尿病常口渴

白扁豆西洋参茶对症

中医将糖尿病称为"消渴症"。口渴多饮是糖尿病的主要症状之一,《金匮要略》之消渴篇对"三多"症状亦有记载。其原因主要为阴虚内弱、饮食不节、情志失调、劳欲过度等。针对糖尿病的口渴多饮,推荐用白扁豆西洋参茶和罗汉果茶进行辅助调理。

白扁豆西洋参茶 \ **帮助缓解糖尿病口渴** /

材料 白扁豆、西洋参各 10 克。

做法 将白扁豆冲洗干净,和西洋参一起放入沸水中冲泡,闷 20 分钟即可。

用法 每日 2 次。

白扁豆性平,味甘淡,能补气健脾、化湿、消暑。西洋参补气滋阴、清热生津。二者搭配,可辅助缓解糖尿病口渴多饮、乏力气短等症状。

同效小偏方

罗汉果茶,生津润肺缓解口渴

此方适用于口渴多饮、情绪烦躁的糖尿病患者。取鲜罗汉果 1 个,洗净,切片,用沸水冲泡,盖盖闷 10 分钟,代茶饮用。

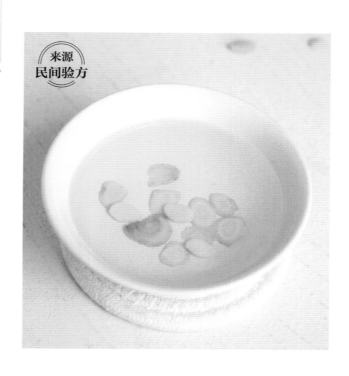

来源 民间验方

糖尿病眼病

试试菊花枸杞茶

眼病是糖尿病的常见慢性并发症，其成因与血糖波动较大等有关，糖尿病患者要予以重视和调理，否则会发展成视网膜病变，导致视力明显下降，甚至失明。在日常生活中，患者除了要养成良好的生活习惯外，还可多食用菊花、枸杞、红薯叶、胡萝卜、菠菜等食物。

菊花枸杞茶 \ 养阴明目 /

材料 菊花 3 克，枸杞子 5 克，冰糖适量。

做法 将菊花、枸杞子、冰糖一起放入杯中，倒入沸水，闷泡约 5 分钟即可。

用法 代茶饮。

菊花散风清热、平肝明目；枸杞子补肾益精、养肝明目。二者搭配有助于保护眼睛健康。

同效小偏方

红薯叶炖冬瓜清肝护眼

取适量冬瓜块放入清水锅中烧开煮烂，再放入红薯叶稍煮即可饮用。每日 1 次。

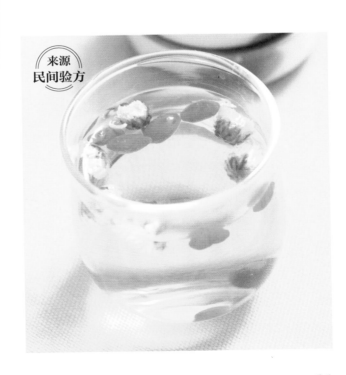

来源
民间验方

血压升高

饮玉米须苦丁茶

高血压是一种慢性病，其发生与遗传、长期精神压力、缺乏运动、高盐饮食、经常饮酒等有关，主要表现为持续性的血压升高，伴有头痛、头昏、眼花等症状。高血压患者日常应注意高钾低钠饮食，并进行适当运动。每天喝点玉米须苦丁茶、老北京小吊梨汤对控压有帮助。

玉米须苦丁茶 \ 降压减肥抗衰老 /

材料 苦丁茶5克，干玉米须8克。

做法 用开水冲泡即可。

用法 代茶频饮。

特别叮嘱 可以直接将玉米须泡茶饮用，或者煮粥食用。

苦丁茶有生津止渴、降压降脂的作用，玉米须可利水消肿、利尿，促进体内钠的排出。二者搭配调控血压效果更佳。

同效小偏方

老北京小吊梨汤，生津润燥清热化痰

将适量梨块、水发银耳、青梅、枸杞子放入清水锅中熬煮2小时，加冰糖煮化即可。可代茶频饮。

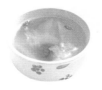

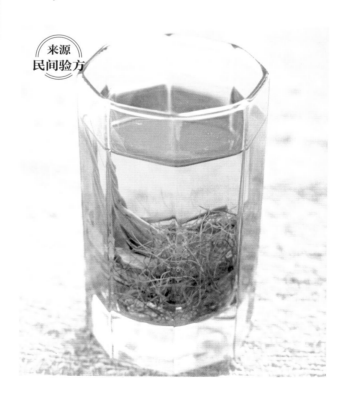

来源
民间验方

高血压性头晕

静卧后喝点山楂茶

长期的高血压容易导致大脑供血不足，主要表现为头部胀痛或闷痛，其他相关症状还有神经衰弱、心烦神昏、四肢无力、恶心等。当高血压患者头晕时，应及时静卧休息，平复心情，日常可用山楂茶、天麻炖鸡等来缓解。如果缓解不了，应及时就医。

山楂茶 ＼缓解头晕／

材料 干山楂 10 克，冰糖适量。

做法 将干山楂、冰糖一起放入杯中，倒入沸水，盖盖闷泡约 5 分钟后，调匀即可。

用法 代茶频饮。血糖高的人可不放冰糖。

山楂中含有的黄酮类物质有扩张血管的作用，能够帮助缓解高血压性头晕、乏力等症状，辅助降低血压。

同效小偏方

天麻炖鸡改善高血压症状

天麻有平抑肝阳、稳控血压等作用，搭配鸡肉效果更佳。取天麻片 5 ~ 10 克，净鸡 1 只，姜片 3 克，放清水锅中，加料酒，炖 1 小时，加盐调味即可食用。

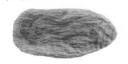

来源
民间验方

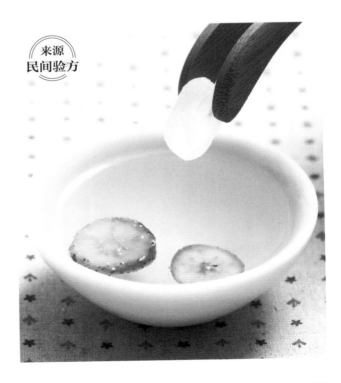

93

血脂异常

海带绿豆汤降脂利尿

血脂异常通常由遗传、环境及饮食失调等引发，主要表现为头痛头晕、四肢麻木、胸部闷痛、气促心悸等。血脂异常患者应减少胆固醇摄入，控制每天热量摄入，坚持运动，保持情绪乐观。日常饮食中，推荐患者多食海带、绿豆、荷叶、燕麦、荞麦、洋葱、木耳等降血脂的食物。

海带绿豆汤 \ 清理血管 /

材料　绿豆、水发海带各 100 克。

做法　将绿豆洗净，海带切丝，然后加水煮熟即可。

用法　每日 1 次，连服 10 日。

来源
民间验方

绿豆中的多糖成分能增强血清脂蛋白酶的活性，有助于降低血脂，预防动脉粥样硬化。海带有助于清除附着在血管壁上的胆固醇，促进胆固醇排泄。

同效小偏方

荷叶粥降脂减肥

荷叶常被视为降脂佳品，能散瘀血、去油腻。取鲜荷叶 20 克（或干荷叶 5 克），大米 50 克，放入锅中煮粥，早晚佐餐食用或单独食用。

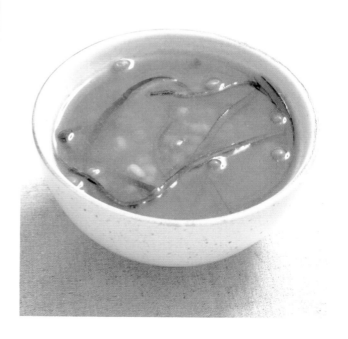

动脉硬化

软化血管茶让血管逆龄

动脉硬化的发生多与饮食不节、劳倦过度及年老体虚、肾元不足等有关。调理动脉硬化，推荐使用软化血管茶、芹菜苹果汁等小偏方。

软化血管茶 ＼ 增强血管弹性 ／

材料 丹参 6 克，山楂 10 克，干荷叶 5 克。

做法 沸水冲泡，闷 30 分钟后即可。

用法 代茶饮，可反复冲泡。

丹参可活血化瘀；山楂可活血降脂；荷叶清热化湿。三者搭配，对增强血管弹性、降血脂、预防动脉硬化有帮助。

同效小偏方

芹菜苹果汁
有效预防动脉硬化

取芹菜段 100 克，苹果块 80 克。将二者一起放入搅拌机打成汁，加入适量蜂蜜调匀即可饮用。

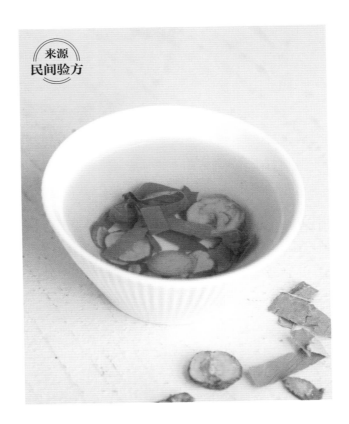

来源
民间验方

冠心病

二参汤益气化瘀

冠心病主要是由于冠状动脉狭窄或供血不足引起的心功能障碍或器质性病变，多发于老年群体，伴有眩晕、恶心等症状。冠心病的日常调养可用党参、丹参等中药。

二参汤 \ 益气化瘀 /

材料 党参、丹参各 10 克。
做法 用水煎服即可。
用法 每日早晚各 1 次。

特别
\ 叮嘱 / 服用抗凝药物的心脏病患者不宜食用丹参。

党参性平，味甘，可养血生津、健脾益肺。丹参可活血散瘀，二者搭配，对冠心病患者的胸痛、胸闷、心悸、脉细等症状有较好的缓解效果。

同效小偏方

瓜蒌薤白汤通阳散结

薤白有通阳散结、行气宽胸的功效，和瓜蒌搭配煮汤有助于缓解冠心病相关症状。取瓜蒌、薤白各 10 克，用水煎 2 次，取汁合并。早晚服用即可。

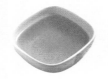

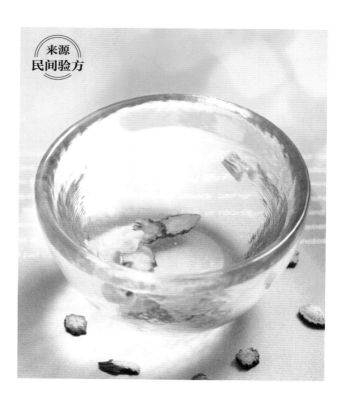

来源
民间验方

中风后遗症

揉捏商阳穴缓解

中风（即脑卒中）属于急症，是中老年人的常见病。导致中风发生的原因有动脉粥样硬化、过度疲劳、长期睡眠不足等，常表现为突然的口眼歪斜、语言不利、半身不遂等，应尽快就医。在日常调理中，推荐揉捏商阳穴和捏球等小偏方缓解症状。

揉捏商阳穴 \ 缓解中风后手指麻木 /

取穴 食指末节桡侧，指甲角旁 0.1 寸，左右各一个。

方法
❶ 用拇指和食指握住食指的两侧，揉捏此穴，力度适中。
❷ 每次 2 分钟左右，每日 2 次。

特别叮嘱 可配合少商、中冲等穴进行调理。少商穴在拇指末节桡侧，指甲根角侧上方 0.1 寸。中冲穴在中指末端的最高点。

商阳穴属手阳明大肠经，常用于调理咽炎、中风昏迷、手指麻木等。

同效小偏方

捏球提高手部力量
握住球（或能手握的减压玩具），然后再松开。握球时，要像握拳一样手指用力挤压球，然后完全松开，注意要尽可能地张开手指。每天做 50 次，坚持锻炼，能帮助中风患者在恢复期更好地抓握物品，改善手部功能。

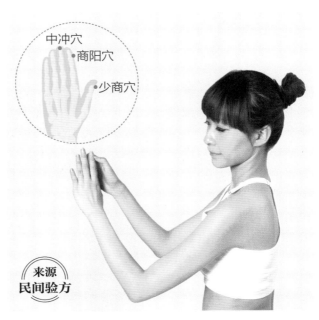

中冲穴
商阳穴
少商穴

来源
民间验方

痛风

老丝瓜茶利尿除烦

引发痛风的重要因素是高嘌呤、高脂肪、高蛋白饮食习惯，主要表现为高尿酸血症、痛风性关节炎、痛风石和肾脏损伤。在日常生活中，要注意适当多食低嘌呤食物，控制总热量，再搭配老丝瓜茶、葛根茶等茶饮小偏方，可预防痛风发作。

老丝瓜茶 \ 清热祛风湿 /

材料 老丝瓜 3 根。

做法 老丝瓜洗净、切碎，用水煮开，小火熬煮1 小时，然后放入冰箱冷藏即可（可存放3 天）。

用法 每日取 1/3 放入杯中代茶饮，当年新收的老丝瓜效果更好。

中医认为，丝瓜具有活血通络等功效，有助于缓解痛风患者红肿热痛等症状。丝瓜老了以后药性更强，对痛风患者改善关节红肿、发热等症状的效果更好。

同效小偏方

葛根茶预防痛风复发

取葛根 30 克，用水煎服代茶饮，每日 1 次。另外，葛根用量不宜过多，胃寒者更要慎食。

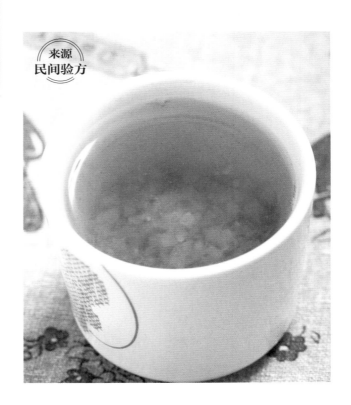

来源
民间验方

痛风发作

局部冷敷、抬高下肢来缓解不适

痛风的发作与温度、血液循环等因素相关，不少人经常在晚上发作痛风。痛风发病初期，一般以下肢关节为主，表现为关节红肿、热痛，甚至影响活动。痛风发作时，推荐用下面的方法来缓解。

局部冷敷、抬高下肢
\ 减轻关节肿胀和疼痛 /

做法

❶ 当痛风发作时，可以使用冰袋或冰矿泉水来冷敷疼痛的关节 30 分钟左右。

❷ 当痛风发作时，疼痛区域通常会出现水肿，因此可以抬高下肢减轻水肿。例如，睡觉时在脚下垫一个枕头，或者缩短下床时的站立时间。

特别叮嘱　痛风患者要绝对禁酒，减少高嘌呤食物的摄入。还要多喝水，促进尿酸排出，预防尿路结石。

当痛风急性发作时，冷敷可有效减轻炎症和疼痛，抬高下肢能减轻水肿、缓解疼痛。

同效小偏方

外敷药缓解不适感

黄芪、大黄、黄柏各 15 克，山栀子、野菊花各 10 克，蜂蜜适量。将三黄和山栀子捣碎，加入适量的蜂蜜，与野菊花水混合后敷在疼痛处，可缓解痛风引起的关节肿胀和疼痛。

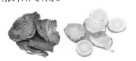

来源 民间验方

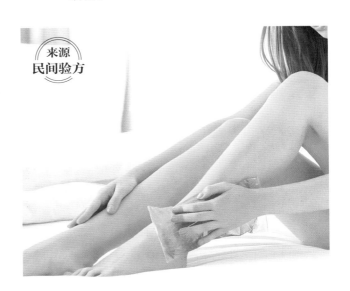

白内障

首乌黄豆烩猪肝养血明目

白内障是常见的导致老年人视力下降和致盲的原因，主要致病因素有老化、遗传、代谢异常、外伤、辐射等，表现为视物模糊、眼酸眼胀等。中医上主张采用补肝补肾、益气填精等方法进行调理，可食用何首乌、猪肝、枸杞子等。

首乌黄豆烩猪肝 \ 养血明目 /

材料　猪肝200克，黄豆50克，制何首乌5克。

调料　料酒、生姜、盐各适量。

做法

❶ 制何首乌加水煮沸，取汁待用；猪肝洗净，切片。

❷ 将黄豆煸炒出香味，加入煮好的首乌汁一同煮沸，放入猪肝，小火焖煮至黄豆酥烂，加入料酒、生姜、盐调味即可。

用法　佐餐食用。每周2~3次。

特别叮嘱　此方要选经过黑豆煮汁拌蒸的制何首乌，而不是直接切片入药的生何首乌，如此才能起到养血明目、补益精血、补肝肾的功效。

制何首乌与黄豆、猪肝同烩，有助于滋补肝肾、补益精血、养血明目，对早期老年性白内障有一定的调理作用。

同效小偏方

杞菊决明子茶
改善视物模糊

取枸杞子、菊花、决明子各3克，放入杯中，加沸水冲泡10分钟左右，即可饮用。

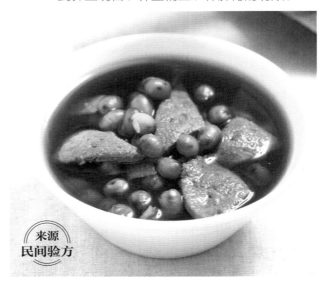

来源
民间验方

慢性支气管炎

喝西瓜子清肺饮

慢性支气管炎多发生于老年人，主要表现为反复发作的咳嗽、咳黏痰，且早晚咳痰较多，秋冬季加重，一般病程较长。日常使用清肺化痰的小偏方可帮助缓解症状，如西瓜子清肺饮、生姜糖水等。

西瓜子清肺饮 \ 清肺化痰 /

材料　西瓜子 500 克。

调料　冰糖适量。

做法

❶ 西瓜子加水用料理机打碎，放入锅中煮 2 小时，汁变浓后加冰糖。

❷ 过滤出汁，冰箱冷藏，可放置 1 周。

用法　每次取半杯加开水饮用，每日 1 次。本方适用于肺热导致的咳嗽、咳痰。

> **特别叮嘱**　西瓜子宜整个打碎，可使其外壳和里仁的药用价值都得到发挥。

西瓜子善于润肺化痰、和中润肠，对咳嗽痰多、食欲不振、便秘等都有很好的缓解作用。搭配冰糖制成清肺饮，特别适合慢性支气管炎的患者。

同效小偏方

生姜糖水温肺散寒

生姜有温中散寒、化痰止咳等功效。搭配饴糖煎汤适用于肺寒咳嗽、咳痰的支气管炎患者。取生姜 15 克，饴糖 10 克，加水煎成浓汤，趁温热慢饮即可。大便秘结、眼睛发红的人不宜食用饴糖，可用红糖代替。

来源
民间验方

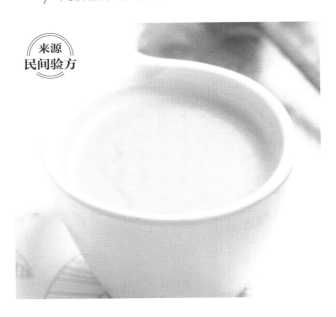

风湿病

木瓜炖松仁舒筋活络

中医认为，风湿病是由于外邪湿气侵入经络、肌肉和关节，导致气血闭塞不通造成的，多表现为关节疼痛、活动不利。调理风湿病，宜扶正祛邪、补益正气，推荐用木瓜炖松仁及生姜鸡来辅助调养。

木瓜炖松仁 \ 舒筋活络 /

材料 中药木瓜干品6克，松子10克。

做法

❶ 干木瓜洗净；松子去壳，留仁。

❷ 将干木瓜、松子仁放入炖盅内，加适量水置于大火上烧沸，再用小火煮25分钟即可。

用法 吃木瓜、松仁，喝汤。可佐餐食用，也可单独食用。

特别叮嘱

在《中国药典》中，中药木瓜来源于蔷薇科植物贴梗海棠的干燥近成熟果实。而大家日常吃的水果木瓜，其原名为"番木瓜"，来源于番木瓜科番木瓜属的成熟果实。这两种"木瓜"来源不同，不能相互替代。

中药木瓜有舒筋止痉挛、通络化湿的功效，有助于缓解关节疼痛等，对风湿性关节炎的消肿作用较好。

同效小偏方

生姜鸡舒经活络

生姜的外皮有利水消肿的功效，和鸡肉搭配可帮助缓解风湿病关节疼痛等症状。取公鸡1只，生姜50克。公鸡处理后与生姜均切成小块，爆炒后焖熟，不放油盐。1周或半月吃1次。

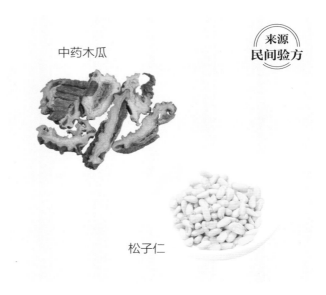

中药木瓜

来源
民间验方

松子仁

眩晕症

甘味茯苓汤帮助缓解

眩晕表现为头晕目眩、视物模糊、站立不稳，同时伴有恶心呕吐、出冷汗等。对于眩晕症患者，饮食宜清淡、低盐，并加强锻炼、增强体质，不要从事高强度危险工作，防止发生意外。日常生活中，甘味茯苓汤、菊花大米粥等小偏方有助于调理眩晕症。

甘味茯苓汤 \ 燥湿利水 /

材料　茯苓 15 克，五味子 5 克，甘草 6 克。
做法　将材料用水煎服，或者泡茶饮用。
用法　每日 2 次。

\特别\
\叮嘱/　咳嗽初期的人不宜食五味子。

茯苓味甘、淡，性平，具有利水渗湿、益脾和胃、宁心安神的功效；五味子味酸、甘，性温，有益气生津、补肾宁心等功效。此汤有助于缓解低血压引起的眩晕症状。

同效小偏方

菊花大米粥疏风清热

此方适用于外感风寒引起的头晕目眩等症。取菊花 5 克，大米 50 克。将大米熬煮成粥，加菊花稍煮片刻即可。每日 1 次。

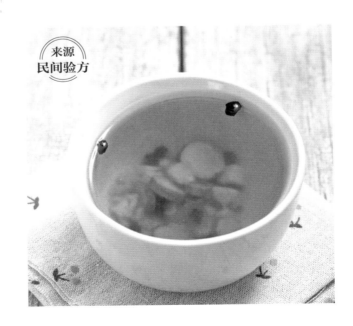

来源
民间验方

五种果仁煮粥喝效果佳

中医认为，老年便秘多因身体机能衰退，气血亏耗，阴阳失调，使大肠传导功能失常所致，表现为大便干、排出费劲。老年人排便难、用力排便，有诱发脑出血、急性心梗的风险，所以要引起重视。调理老年人便秘应从补益气血入手，用润燥、缓下等方式来缓解，五仁粥、红薯汤等效果不错。

五仁粥 \ 缓解气血亏虚引起的便秘 /

材料　大米 50 克，黑芝麻仁、松子仁、核桃仁、桃仁、甜杏仁各 8 克。

做法

❶ 将上述五仁洗净后，混合在一起碾碎；大米洗净，用水浸泡 30 分钟。

❷ 锅内加适量清水烧开，放入大米，大火煮开后转小火煮 30 分钟，至米烂粥稠，加入五仁碎继续煮 5 分钟即可。

用法　连食 3~7 天，通便后停食。

芝麻味甘性平，能滋养肝肾、润燥滑肠；松子仁味甘、性微温，能益肺、润燥、滑肠；核桃仁味甘涩、性温，能补肾益精、润肠通便；甜杏仁性平、味甘，能止咳、通便；桃仁可润燥滑肠。五仁皆富含油脂，同用相辅相成，适合气血亏虚、大便干结的老年便秘患者。

来源
民间验方

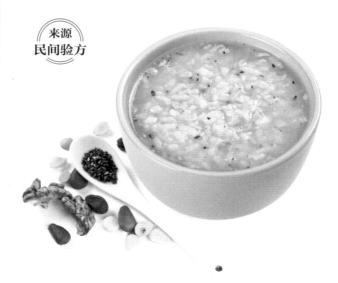

同效小偏方

红薯汤益气润肠防便秘

取红薯块 150 克，姜片 2 克，放入清水锅中煮熟即可。

第六章 小偏方小功效大

小孩小病全跑掉

紫苏叶熬水喝或泡脚

孩子受凉感冒时，会出现流清鼻涕、打喷嚏、鼻塞等症状。在初期症状不严重时，可通过偏方缓解症状，帮助康复。紫苏叶是常见的散寒解表中药，可以给孩子煮水喝，或者用来泡脚效果也不错。同时，要给孩子多喝水，保证屋子空气湿润流通等。

紫苏叶味辛性温，有发表、散寒、行气的作用；生姜有发汗解表、化痰止咳的作用。《本草汇言》中记载『治风寒感冒，生姜五片，紫苏叶一两，水煎服』。

紫苏叶生姜水 \ 缓解风寒感冒症状 /

材料 紫苏叶 3 克，生姜 5 克。

做法

❶ 紫苏叶、生姜洗净，放入锅里。

❷ 倒入 2 杯水，盖盖，大火煮沸，改小火煮 3 分钟，关火后闷 7~8 分钟，取汁即可。

用法 代茶频饮。

> **特别叮嘱** 紫苏叶熬煮时间不要过长，也可以用开水泡。服用苏叶前，要让孩子吃点东西，否则元气不足，难以发汗；喝完以后，如果孩子感觉身上热了，微微出汗即可停服。制作时，也可加点红糖调味。

同效小偏方

熏鼻缓解风寒流涕

熏鼻可以缓解风寒感冒引起的流涕、头痛等症状。取防风、荆芥、白芷、辛夷、苏叶各 3 克，放入清水锅中煮 2 分钟，关火。倒入碗中，孩子的头位于离碗上方半尺远的位置，用热气熏蒸 10 分钟即可。

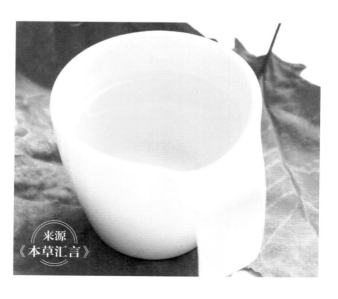

来源《本草汇言》

感冒咳黄痰

吃点川贝炖梨

孩子感冒快好时，有时还会有咳嗽、咳黏稠黄痰、舌质红、大便干、手脚易发热、尿黄等症状，说明体内仍有热邪残留，这时可以用川贝冰糖炖雪梨来调理。此外，每天晚上热水泡脚也有辅助调理的作用。

川贝冰糖炖雪梨 \ 清热润肺化痰 /

材料 雪梨1个，冰糖10克，川贝5克。

做法

❶ 将雪梨洗净，从顶部切下梨盖，再用勺子将梨心挖掉，中间加入川贝和冰糖。

❷ 将梨盖盖回去，用几根牙签固定住。

❸ 将雪梨放在杯子或大碗里，上锅隔水炖30分钟左右，至整个梨成透明状即可。

用法 每天吃1次，连吃3天。

川贝性微寒，味苦、甘，归肺、心经，可润肺止咳、清热化痰，加入滋润的冰糖和梨，效果更好。

同效小偏方

**泡脚疏通经络
缓解感冒**

孩子感冒初期，用温水或泡脚方给孩子泡脚，可以经过足部的多条经络，帮助调理感冒。取艾叶10克，金银花2克，大青叶10克，荆芥2克，煎水泡脚即可。

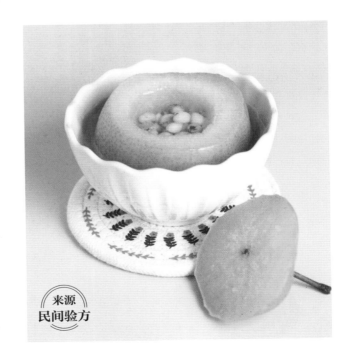

来源
民间验方

感冒咳白痰

烤橘子效果不错

孩子感冒后期咳白痰，主要是因为脾胃阳气不足，无法清除体内残余的寒邪。这时可以用烤橘子和苏叶橘红饮进行调理。

中医把橘子的皮分成两种中药，带里面白色橘络的经晒干后是陈皮，有和中理气、化痰止咳的作用；把里面白色的橘络刮掉，烘干以后为橘红，橘红能够散寒、行气、燥湿化痰，对外感风寒导致的咳嗽效果较好。

烤橘子 ＼散寒止咳／

材料 橘子1个。

做法

❶ 橘子洗净，擦干，放入烤箱中，中高档火力烤10分钟左右。

❷ 烤至表面微焦，稍冷却，趁着温热剥开橘皮吃掉。

用法 建议每次吃1个，每天吃2次。但具体要根据孩子的年龄和胃口决定。

＼特别／
＼叮嘱／ 橘子皮颜色变黑即可，不要烤成炭。

同效小偏方

苏叶橘红饮
散寒止咳祛痰

紫苏叶性温，味辛，能发表、散寒、理气。橘红味辛苦性温，能理气宽中、燥湿化痰。取紫苏叶、橘红各3克，煮水喝即可。

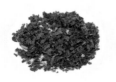

来源
民间验方

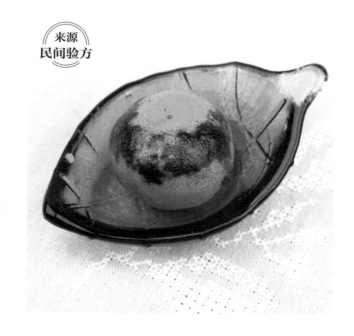

小儿百日咳

百部性微温，味甘、苦，归肺经，有润肺止咳的效果。桑叶性寒，味甘、苦，归肺、肝经，常用于风热感冒、头痛头晕、肺热燥咳等症。枇杷叶性微寒，味苦，归肺、胃经，有清肺止咳的功效。

喝桑叶枇杷汤效果佳

百日咳是由百日咳杆菌导致的急性呼吸道传染病，呈阵发性痉挛性咳嗽，伴有特殊的吸气吼声，病程最长可达 3 个月左右。百日咳一般咳嗽比较厉害，尤其是夜间很严重。中医认为，百日咳是痰热胶结、深伏气道导致肺气上逆，推荐用桑叶枇杷汤、咸金橘冰糖茶来缓解。需要注意的是，久咳不愈的儿童要第一时间就医，然后根据医嘱治疗，配合家庭验方辅助调理。

桑叶枇杷汤 \ 润肺止咳 /

材料 鲜桑叶、百部、枇杷叶各 5 克。
做法 将备好的材料用水煎 10～15 分钟即可。
用法 每日 2 次。

\特别叮嘱/ 百部具有温补作用，脾虚便溏的孩子不宜用百部，以免加重不适症状。

同效小偏方

咸金橘冰糖茶润肺止咳
咸金橘有理气化痰、止咳的功效，搭配冰糖可增强理气润肺之效。取咸金橘 2 个，用清水洗净，放入碗内捣烂，然后加入冰糖，用开水冲开，滤去渣即可，每日喝 1 小杯。

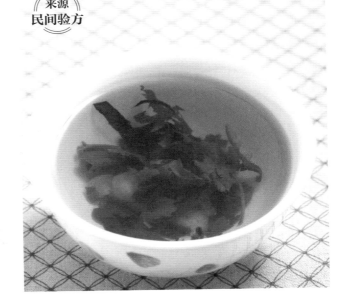

来源 民间验方

积食发热

焦三仙来帮忙

孩子的消化能力较差，日常饮食稍不注意，食物在孩子体内积滞久了会郁而化热，热与积滞相结合会产生内热，内热无法及时排除，就会外发而表现出发热。积食发热时，应吃些汤、粥、牛奶等易消化的流食，可用减少衣服、冰敷等物理降温方法，煮焦三仙水、山楂鸡内金粥等辅助调理。

焦三仙是焦山楂、焦麦芽、焦神曲，这三味药均有良好的消积化滞功效。其中焦山楂是去肉食积滞的，焦麦芽和神曲是化谷面之积的。炒鸡内金也有健脾消食的作用。

焦三仙 \ 消食导滞、健运脾胃 /

材料 焦麦芽、焦山楂、焦神曲、炒鸡内金各3~5克。

做法

❶ 焦麦芽、焦山楂、焦神曲、炒鸡内金洗净放入锅里。

❷ 加适量水，盖盖，大火煮沸，改小火煮5分钟，关火后闷7~8分钟即可。

用法 滤渣后喝水。一天喝3次，一般连喝2~3天。5岁以下的孩子，可以自己酌情减量，如3岁以下用一半的量。

同效小偏方

山楂鸡内金粥消食化滞

取生山楂片、鸡内金粉各5克，大米50克，一起放入锅中，加适量水，熬煮成粥即可。每日1~2次。

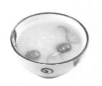

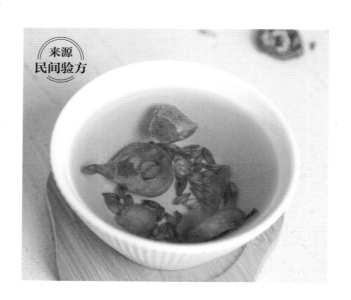

来源
民间验方

退热

芦根粥清热退烧

发热本身并不是一种疾病，而是一种症状或体征。事实上，它是身体为了抵抗病毒与细菌所产生的一种保护性反应。腋窝温度 36~37.4℃ 为正常,超过37.5℃则为发热,超过41℃为超高热,应尽快就医。孩子低热时，可采取洗温水澡、少穿衣服等物理降温法，同时注意补充水分，防脱水。可根据情况用芦根粥、西瓜番茄汁辅助调养。

芦根粥 \ 清热生津助退热 /

材料　鲜芦根 10 克，大米 35 克。

做法

❶ 芦根洗净，放入锅中，加适量水煮，取汁待用。

❷ 锅中加适量水，倒入洗净的大米，熬粥至八成熟时，倒入药汁至粥熟即可。

用法　每日 2~3 次。

> **特别叮嘱**　芦根粥适合外感风热的宝宝食用，宜现做现食，不宜存放过久。

芦根有清热生津、和胃止呕、利尿除烦的作用。新鲜芦根的水液尤其丰富，生津止渴作用最佳，与大米一起熬粥，既补胃之津液，又能止渴除烦，故可用于辅助治疗热病伤津、烦热口渴者。

同效小偏方

西瓜番茄汁清热解毒

此方有清热除烦止渴的功效。取西瓜果肉、番茄块各 100 克，加适量清水放入榨汁机中榨汁即可。每天2次。

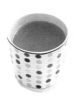

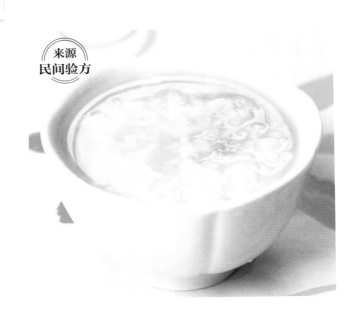

来源
民间验方

小儿惊风

石菖蒲生姜汁祛风除痹

惊风又称"惊厥"，以肢体抽搐、两目上视、意识不清、昏迷为特征。小儿惊风时，应让患儿去枕平卧，并把患儿头部偏向一侧，解开衣领，保持呼吸道畅通，用手指按压患儿的百会穴等2~3分钟。一般情况下，小儿惊风3~5分钟就能缓解，如果10分钟还不缓解，或短时间内反复发作，建议尽快送医。发生过小儿惊风的患儿，推荐服用石菖蒲生姜汁帮助预防其复发。

石菖蒲生姜汁 \ 适用于小儿惊风 /

材料 生姜15克，石菖蒲10克。
做法 将石菖蒲、生姜洗净，一起捣烂，取汁。
用法 隔汤温热灌服。每日1次，坚持3~5天。

《神农本草经》记载石菖蒲"开心孔，补五脏，通九窍，明耳目，出音声"。石菖蒲可化痰开窍、化湿行气、醒神益智。

同效小偏方

按压百会穴镇惊安神

百会穴位于头部，两耳尖连线中点与眉间的中心线交汇处的凹陷处。小儿惊风突然发作时，用手掌掌心按揉百会穴50圈，能镇惊安神，缓解孩子发作的症状，同时尽快送医。

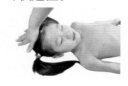

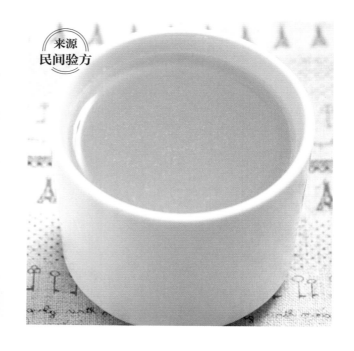

来源 民间验方

挑食 厌食

捏脊改善脾胃功能

小儿挑食、厌食一般是脾胃不和、消化不良的表现，长期挑食、厌食会影响正常生长发育，出现这种情况的时候，可以给孩子吃点帮助消化的食物，也可以给孩子按摩，调理脾胃。

捏脊 ＼ 调理脏腑功能，促进孩子生长 ／

取穴 后背正中，整个脊柱，从大椎穴至长强穴成一直线。

方法 让孩子趴在床上，家长先轻轻按摩孩子背部，使肌肉放松，然后用拇指指腹和食指中节靠拇指的侧面自下而上提捏孩子脊旁 1.5 寸处皮肤。通常捏 3~5 遍，在捏第 4 遍以上时，每捏 3 下将背脊皮肤提 1 下，称为"捏三提一法"。

特别 叮嘱 捏脊的走向一定是从下到上，不能反过来，也不能来回操作。

同效小偏方

小米山药粥健脾利胃

此方可帮助健脾胃，有利于病后体虚的宝宝恢复。取山药片 20 克，小米 100 克。将山药片、小米放清水锅中，熬煮成粥即可。每日 1 次。

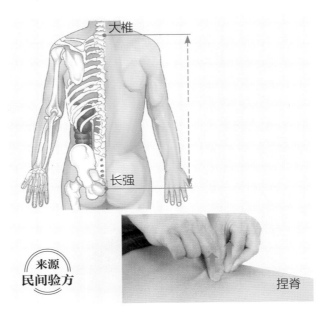

大椎

长强

来源 民间验方

捏脊

爱尿床

韭菜的种子有温补肝肾之功效，适用于遗尿、尿频、腰膝酸痛、阳痿遗精等症。

同效小偏方

核桃蜂蜜调理尿床

核桃蜂蜜有补肾填精、润燥通便等功效，可辅助调理肾虚腰痛、尿频等症。取 100 克核桃仁（约 6 个）放入锅内干炒，待核桃仁发焦时，盛出，蘸蜂蜜食用，每次 1 个，每日 2 次。

韭菜子饼温肾止遗

小儿遗尿是指 5 岁以上的孩子夜间不自主排尿，每周至少出现 2 次，持续 3 个月。长期尿床的孩子可出现面色萎黄、精神不振、消化功能减弱等症状。日常饮食注意少盐，少吃辛辣刺激的食物，晚饭后控制饮水量，养成良好的排尿习惯，不憋尿。中医认为，爱尿床与肾和膀胱功能失调有关，应补肾气，可用韭菜子饼、核桃蜂蜜辅助调理。

韭菜子饼 \ 温肾止遗 /

材料　韭菜子 15 克，面粉 50 克。

做法　将韭菜子研为细末，面粉加适量水，再加入韭菜子末，和成面团压平，放入平底油锅中，烙成小饼。

用法　早晚各吃 1 次，连吃 5 天。

特别叮嘱　痈疽疮肿、皮肤湿疹、阴虚火旺的孩子忌食。

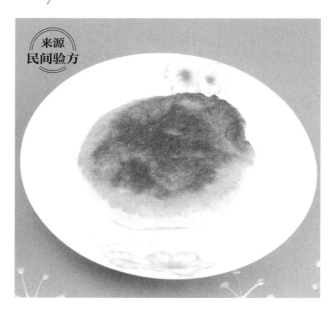

来源 民间验方

小天心、精宁最安神

有的孩子白天能够安然入睡，一到晚上就烦躁不安、哭闹不止，或每夜定时啼哭，甚至通宵达旦。这些孩子常被称为"夜啼郎"。日常预防应纠正作息，白天让孩子少睡觉，多晒太阳，补充维生素 D_3，促进钙吸收，有助于夜间睡眠。中医调理以健脾安神为原则，按摩小天心和精宁、饮山药茯苓汤效果不错。

每天掐揉小天心20次，掐按精宁5~10次，主治夜啼、惊风，有清心火、安心神的作用，帮助改善孩子的睡眠。

掐揉小天心，掐按精宁 \ 让孩子心神安宁 /

取穴 小天心位于手掌大小鱼际交界处的凹陷中。

精宁位于手背第 4、5 掌骨缝隙间（无名指与小指掌骨缝隙间）。

方法 掐揉小天心：用中指指端掐揉孩子小天心20 次。

掐按精宁：用拇指指甲着力，掐按孩子手背处的精宁穴 5 ~ 10 次。

同效小偏方

山药茯苓汤宁心安神

此方有健脾补中、宁心安神、固肾益精的功效。取山药、茯苓各 10 克一起放入锅中，加适量清水煎 25 分钟，凉凉，加少许白糖即可。每日 1 次，连服半月。

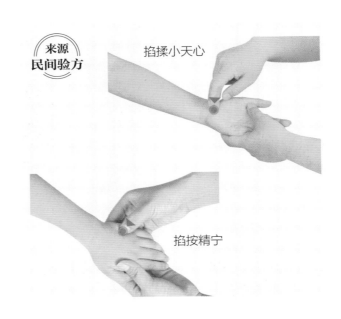

来源 民间验方

掐揉小天心

掐按精宁

115

睡觉总磨牙

使君子龙眼丸驱虫健脾

孩子磨牙可能是阶段性的，也可能每夜都发生。肠道寄生虫、精神紧张、消化功能紊乱、营养不均衡、牙齿发育不良等，都可能引起孩子磨牙。孩子正处于生长发育的阶段，磨牙会影响睡眠、使牙釉质受到损害，家长要及时干预。如果是因肠道寄生虫导致的磨牙，可试试下面的方法。

使君子龙眼丸 \ 驱虫健脾 /

材料 使君子1个，黑芝麻20克，龙眼5枚。

做法

❶ 将使君子仁和黑芝麻磨成粉，加水调成糊。

❷ 龙眼去核，将调好的糊填进龙眼肉中。

用法 每日早上空腹食用。

特别叮嘱 使君子仁的服用量，按照年龄确定，1岁孩子1个使君子仁、2岁2个、3岁3个，依此类推，最多不超过10个。

中医认为，使君子味甘、性温，归脾胃经，可以杀虫消积，但有小毒，不可常吃，中病即止。

同效小偏方

南瓜子蛔虫克星

南瓜子有杀虫健脾的功效。取南瓜子仁适量，用小火炒熟，磨成粉末，加入白糖拌匀即可。每日10克，温水冲服。

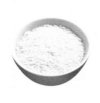

来源 民间验方

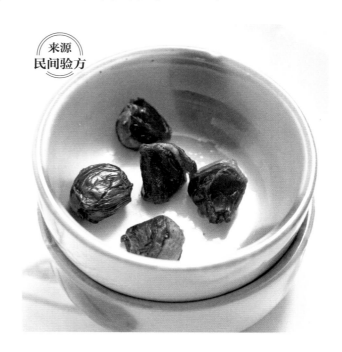

浮小麦饮除热止汗

盗汗是以入睡后汗出异常，醒后汗止为特征的一种病症。孩子生机旺盛，比成人更容易出汗，特别是头部，如果是在天气炎热、剧烈活动或情绪激动时出汗，而没有其他异常，这是生理性出汗，无需用药。但如果孩子睡觉时出汗量大，浸湿被褥，还伴有烦躁、头晕、消瘦、疲乏、尿量少、大便干燥等症状，就要考虑病理性盗汗的可能。病理性盗汗推荐用下面的偏方来缓解。

中医认为浮小麦性凉，味甘，入心经，有益气养心、除热止汗的功效。

浮小麦饮 ＼除热止汗／

材料 浮小麦 10 克。

做法 将浮小麦洗净，放入锅中，加适量水煎 15～20 分钟即可。

用法 代茶饮用。

同效小偏方

黄芪粥固表止汗

黄芪味甘，性微温，可补气升阳、固表止汗，对因气虚导致的小儿自汗、盗汗有较好的疗效。取黄芪 5 克，大米 50 克。将黄芪煎汁，用黄芪汁煮大米粥至熟即可。每日 1 次。

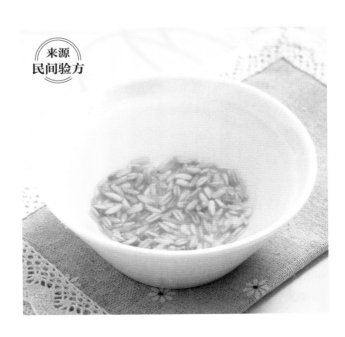

来源
民间验方

小儿流涎

可用止涎饼

中医认为，脾胃湿热和脾胃虚寒都会导致孩子流涎。4个月大的孩子开始长牙，会因唾液分泌增多而流涎，这是正常的生理现象。但如果孩子2岁后还经常流涎，就可能为病理现象。中医治疗小儿流涎以健脾止涎为原则，可用止涎饼、吴茱萸敷涌泉帮助调理。

止涎饼 \ 调理小儿流涎 /

材料 土炒白术10克，益智仁8克，面粉100克，盐5克。

做法

❶ 把益智仁和土炒白术研磨成粉混匀，分成12份；面粉加水和成面团，切成12个小面团。

❷ 每个面团内加1份药粉，加适量盐擀成饼。

❸ 锅中刷少量油，将饼烙熟即可。

用法 佐餐食用，每天吃1个。

同效小偏方

吴茱萸敷涌泉
辅治小儿流涎

取吴茱萸30克，天南星15克，一起研磨成粉末，放入瓶中备用。用时取药粉15克，用陈醋调成糊，贴在涌泉穴，用纱布包裹防脱落。每12小时换1次，敷3~4次。

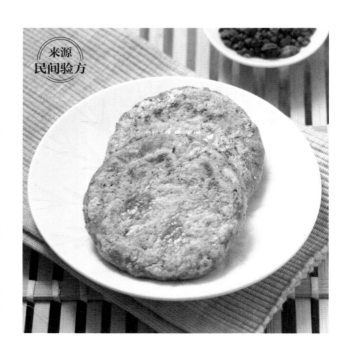

来源
民间验方

水痘

芫荽汤透发痘疹

水痘是一种由水痘带状疱疹病毒初次感染引起的急性传染病，主要发生在婴幼儿身上，以发热及成批出现周身性红色斑丘疹、疱疹、痂疹为特征，传染率很高。接种水痘疫苗是预防水痘最好的方法。日常调理，不要让患儿吃辛辣、刺激性强的食物，如姜、蒜、洋葱、芥菜、羊肉等，也不要吃过甜、过咸、油腻的食物及温热的补品。同时，可用芫荽汤、野菊银花汤辅助治疗。

芫荽即香菜，有发表透疹、健胃的作用，有利于辅助小儿水痘的治疗。

芫荽汤 \ 透发痘疹 /

材料 芫荽、板栗肉各 50 克，胡萝卜 80 克，去皮荸荠 60 克。

做法 将材料洗净、切碎，一同放入砂锅中，加水煎 10~15 分钟，去渣饮水即可。

用法 每日 2 次，温热饮用。

> **特别 叮嘱** 水痘已透或者虽未透但热毒壅滞的患儿不宜食用。

同效小偏方

野菊银花汤疏风清热

取野菊花、金银花、紫草各 5 克，甘草 3 克。将以上材料用水煎 15 分钟即可饮用。每日 2 次。

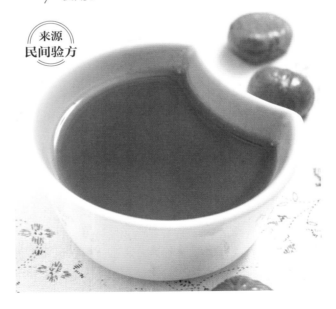

来源 民间验方

肺炎

喝鲜藕茅根水好得快

肺炎一年四季都有可能发生，春季和冬季更常见。肺炎临床表现为发热、咳嗽、气促、呼吸困难和肺部细湿啰音，也有不发热而咳喘重者。3岁以内的婴幼儿发病率较高，一旦发现应及时就医。日常给孩子喝点鲜藕茅根水、橄榄萝卜粥等可帮助恢复。

鲜藕茅根水 \ 清热止咳 /

材料　鲜莲藕200克，鲜白茅根50克。

做法　将鲜莲藕和鲜白茅根洗净后切碎，加水煮10分钟左右即可。

用法　每日4~5次。

特别 叮嘱　白茅根性寒，脾胃虚寒、腹泻便溏的人忌食；在饮用鲜藕茅根水的时候要忌辣椒、姜、葱等温热之品。

白茅根味甘性寒，善清肺、胃之热，有利尿作用，能导热下行。莲藕有利于治疗咳嗽咯血、热病口渴等症。二者合食，能帮助清热止咳。

同效小偏方

橄榄萝卜粥止咳化痰

橄榄和萝卜同食可帮助调理孩子肺炎发热、咳嗽、痰黄黏稠等。取白萝卜片100克，去核青橄榄30克，糯米50克，一同放入清水锅中熬成粥即可。每日1次，坚持1~2周。

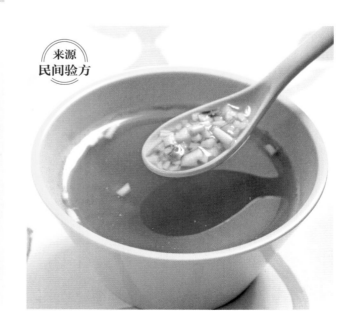

来源 民间验方

腹泻

山药扁豆粥缓解症状

中医将腹泻分成四类：寒湿泻表现为大便稀、颜色淡、有泡沫，可以吃温经散寒的食物，如生姜、胡椒等；湿热泻表现为尿少、二便颜色发黄、大便如水样、泻下急，可选择吃马齿苋；伤食泻表现为不爱吃饭、腹胀、口中有酸臭味，可选择焦山楂等健胃消食的食物；脾虚泻表现为不爱动、脸色发黄、食欲差、大便常有残渣，可选择山药、黄芪、菠菜等食物。下面推荐两个帮助调理腹泻的食疗方。

山药扁豆粥 ＼ 疏肝和胃，调理脾虚泻 ／

材料 山药100克，白扁豆20克，大米30克。
调料 盐少许。
做法
❶ 山药洗净，去皮，切块；白扁豆、大米洗净。
❷ 所有材料放入锅中，加水煮成粥，用盐调味即可。
用法 每日2次，隔日1次。

此粥有健脾养胃、化湿止泻的功效，适合脾胃虚弱的孩子食用，帮助减轻腹泻症状。

同效小偏方

**山楂糖浆
缓解伤食腹泻**

取山楂300克，洗净去核，加适量清水、白糖熬成山楂糖浆。用时口服，每次5～10毫升，每日2次。

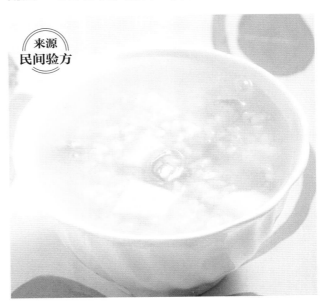

来源
民间验方

肠绞痛

摩脐或揉脐来缓解

肠绞痛多发生于 6 个月内的婴儿，4~6 个月后会自行缓解。主要表现为持续性哭闹，这种哭闹多出现在傍晚，且每天发生在固定时段。发生肠绞痛时，家长可用摩脐、揉脐、打襁褓、飞机抱等方法来缓解。

摩脐或揉脐 \ 缓解肠绞痛 /

取穴 腹部肚脐处。

方法 让孩子躺在床上，家长将左手手掌横放在孩子的左下腹部，然后手掌沿着顺时针方向滑动，至孩子的左上腹部，然后经右上腹部至孩子的右下腹。反复按揉几次。

特别叮嘱 在按摩的时候要稍稍用力，使孩子的腹部出现皱纹，但要避开刚吃过奶后的时间段。按摩时可以抹上橄榄油，减少摩擦力，滋润宝宝皮肤。

按摩腹部肚脐处可以促进肠胃蠕动，帮助排出肠道内气体，还能通便，缓解肠绞痛。

同效小偏方

打襁褓缓解肠绞痛

用小被子将宝宝轻轻包裹起来，让宝宝在襁褓里找到在妈妈子宫里的熟悉感觉，从而释放压力，缓解肠绞痛。

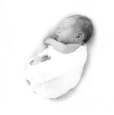

来源
民间验方

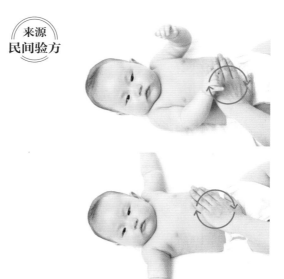

薏米绿豆粥清热解毒

手足口病是由肠道病毒引起的儿童期急性发疹性传染病。临床以轻微的发热，口腔出现疱疹、溃疡，手指、手背、脚背上和肛门周围出现疱疹为特征。照顾手足口病患儿时，应注意消毒隔离、通风换气。患儿如有发热，应在医生指导下退热。饮食上，适当吃些薏米绿豆粥、荷叶粥等帮助清热祛湿。

薏米利水渗湿，白扁豆健脾和中、消暑化湿，绿豆清热解毒。三者一起煮粥食用，可以帮助防治手足口病。

薏米绿豆粥 \ 清热祛湿 /

材料 薏米、白扁豆、绿豆各 10 克。

做法 将所有材料洗净，加水煮粥至绿豆将要开花即可。

用法 佐餐食用。每日 1~2 次。

特别叮嘱 手足口病的患儿要在家隔离，其用过的玩具、餐具以及其他用品要彻底消毒。

同效小偏方

荷叶粥清热祛湿

取鲜荷叶半张，大米50 克，冰糖适量。将荷叶洗净、切碎，同大米一同煮粥，用冰糖调味即可。每日 1 次。

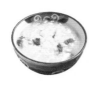

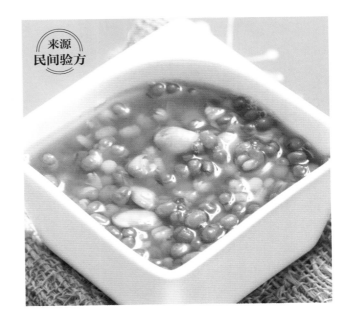

来源
民间验方

小儿多动症

酸枣仁莲子粥安定心神

小儿多动症是一种常见的心理障碍性疾病，主要表现为注意力不集中、小动作过多、行为比较冲动等，患儿不能很好地控制自己的行为，经常做一些危险的事，不考虑后果。中医认为，小儿多动症患儿的饮食宜清淡，并多吃补肝肾、安神、健脾和中的食物。

酸枣莲子粥 \ 安定心神 /

材料 去心莲子15克，酸枣仁5克，大米50克。
调料 冰糖适量。
做法
❶ 酸枣仁用布包好，同莲子、大米一起入锅熬粥。
❷ 粥好以后，将酸枣仁去掉，加冰糖调味即可。
用法 每日2次。

此粥可养心安神、补肝收敛，对心肾失交的多动症孩子有益。

同效小偏方

清心经镇静安神

中指掌面指根到指尖成一直线，即为心经。用拇指指腹从孩子中指根向指尖方向直推心经50～100次，有镇静安神、醒脑开窍的作用。

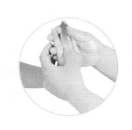

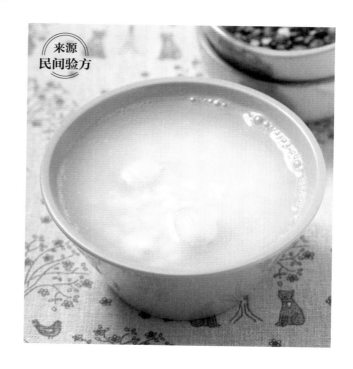

来源 民间验方

第七章 小偏方 大功效

女人烦恼一扫光

四物汤，补血养颜千古名方

很多女性都希望皮肤细腻、色泽红润，柔软而富有弹性。中医认为，肤色是否能够白净、均匀，都要靠体内脏腑的精气来滋养与维持。当脏腑的精气充足时，体内气血通畅、精力充沛、阴阳协调，肤色自然丰润白皙。日常生活中如果出现肤色暗沉，可以尝试喝四物汤、当归红枣茶来补肝养血、调理气色。

《太平惠民合剂局方》记载四物汤"调益荣卫，滋养气血"。此方有补血活血的作用，适用于营养不足所致的面色无华、心悸失眠、头晕目眩、月经不调等症。

四物汤 ＼改善面色无华／

材料 熟地黄、白芍各 12 克，当归 10 克，川芎 8 克。

做法 将所有材料放入锅中，加适量清水煎服。

用法 月经结束后开始饮用，一天 2 次，早晚服用，连喝 7 天；或一天 1 次，连喝 14 天。

特别叮嘱 四物汤活血补血，故月经期的女性不能喝；胃肠功能差、腹泻的女性不宜服用；孕妇和乳母不宜服用。

同效小偏方

当归红枣茶补血养肤

女性肝血虚或血瘀，脸上气色会不好，皮肤暗黄，可以喝当归红枣茶。取当归 5 克，红枣 2 个，放入杯中用沸水冲泡，闷 10 分钟即可饮用。

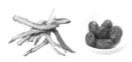

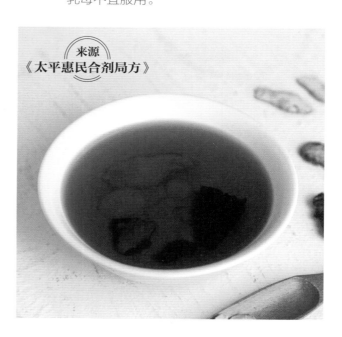

来源
《太平惠民合剂局方》

黄褐斑

黄褐斑、雀斑等色斑很多是因肝郁血虚、风热郁于络脉所致，而桑叶具有疏风清热、清肝、明目的功效。因此，桑叶茶可辅助调理改善此类色斑。

桑叶茶效果好

黄褐斑属于色素障碍性皮肤病，多发生于颧骨、额及口周，常呈对称蝴蝶状，又名蝴蝶斑，女性有黄褐斑者多伴有月经紊乱、经前乳胀。中医在黄褐斑调理上，以疏肝健脾补肾、理气活血化瘀为原则，可饮桑叶茶、橘叶柠檬茶辅助调理。

桑叶茶 \ 淡化色斑 /

材料　干桑叶 15 克。
做法　将干桑叶放入杯中，倒入沸水，浸泡 5 分钟即可。
用法　代茶频饮。坚持 1 个月。

同效小偏方

橘叶柠檬茶

取干橘叶、干柠檬片各 5 克，放入沸水杯中冲泡，加红糖搅匀，闷 10 分钟即可饮用。此方有理气淡斑的功效。

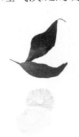

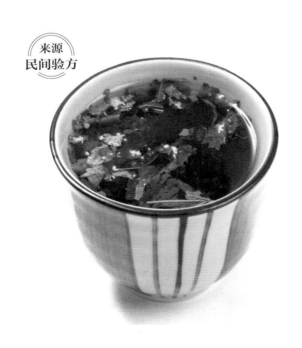

来源 民间验方

127

皱纹

玫瑰红枣枸杞茶舒展皱纹

皱纹是一种皮肤老化现象，是由于皮肤的皮下脂肪和水分减少，使真皮失去滋养，皮肤强度和弹性降低、皮肤活力减弱、表皮下陷所致。女性日常应注意保湿、防晒，面部表情不要太夸张，能减轻和预防皱纹。下面几个偏方也能帮助女性美容护肤。

玫瑰红枣枸杞茶 \ 除皱润肤 /

材料 玫瑰花5朵，红枣2枚，枸杞子10克，蜂蜜适量。

做法

❶ 将红枣、枸杞子用清水洗净。

❷ 将玫瑰花、红枣、枸杞子一起放入杯中，加适量沸水，盖上盖子闷约5分钟，待水转温后，调入蜂蜜即可。

用法 早晚饮用。

特别 叮嘱 泡饮玫瑰花时，最好不要添加茶叶，否则会影响玫瑰花的功效。大便稀薄者饮用时，不要加蜂蜜，或者用冰糖代替蜂蜜。

此方有调经活血、减少皱纹、养颜润肤、降脂减肥、消除疲劳、调理口臭的作用。

同效小偏方

银耳百合羹滋润皮肤

取泡发银耳20克，鲜百合10克，枸杞子5克，将银耳放入锅中熬煮1小时，再加入百合、枸杞子、冰糖煮10分钟即可食用。此方有滋阴润燥、除皱美肤的功效。

来源 民间验方

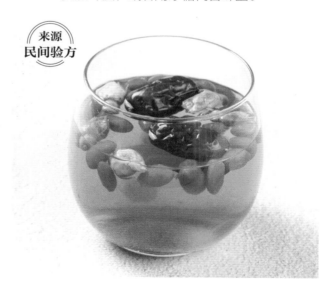

长痘

绿豆百合汤解毒除痘

痘痘，又叫青春痘、痤疮、粉刺，多发于面部、颈部、胸背部，主要是因为内分泌失调导致皮脂分泌过多，长期堆积在毛囊内，受到细菌感染所致。中医调理痤疮以疏风清热、祛湿解毒、凉血活血为主，绿豆百合汤、清炒苦瓜等都是不错的调理食疗方。

绿豆百合汤 \ 解毒除痘 /

材料 绿豆、百合各 100 克。

调料 冰糖适量。

做法

① 绿豆、百合洗净。

② 将绿豆、百合放入清水锅中，水开后转小火煮至熟烂，加入冰糖煮化即可。

用法 每日 2 次。

> **特别叮嘱** 绿豆不宜煮得太烂，以免其有效成分遭到破坏，降低清热解毒的功效。

中医认为绿豆性寒味甘，有清热解毒、消暑利尿的功效。百合被称为最好的『清肺补气』食物，可以养阴润肺、清心安神。二者搭配可以解毒养阴，有利于除痘。

同效小偏方

清炒苦瓜清热去火

取苦瓜片 150 克，放油锅中快炒至熟，加盐调味即可。每周食用 3~5 次。

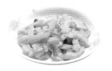

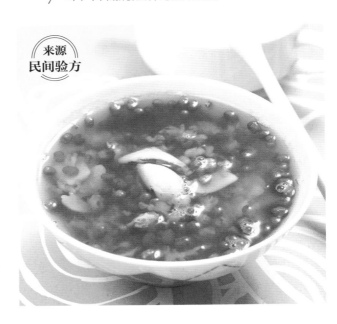

来源
民间验方

华发早生

首乌芝麻饮留住乌黑秀发

中医认为，华发早生与精虚血弱、肝肾亏虚、肝气郁滞有关。为预防和缓解华发早生，除了调节情绪、缓解压力、合理休息，还可以通过食疗方进行调理。

首乌芝麻饮 \ 补肾养发 /

材料 制何首乌、黑芝麻各 150 克。
做法 将制何首乌、黑芝麻一起炒干，然后研末。
用法 每次取 10 克泡水服用，每日 1 次，连服半月。

特别 \ 叮嘱 / 食用何首乌时，不宜同食猪肉、猪血、葱、蒜等食物。

制何首乌有益精血、补肝肾、乌须发的作用，对调理须发早白、乌须发的作用，对调理须发早白、耳鸣、失眠等症有效。搭配黑芝麻更能增加乌发的效果。

同效小偏方

桑葚乌梅汁补肾润发
取桑葚、葡萄各 100克，乌梅 50 克，分别洗净、除子去核，切碎。将上述食材放入果汁机中搅打，打好后加入蜂蜜调匀即可。每日 1~2 杯，经常饮用。

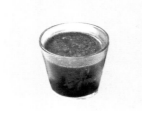

来源
民间验方

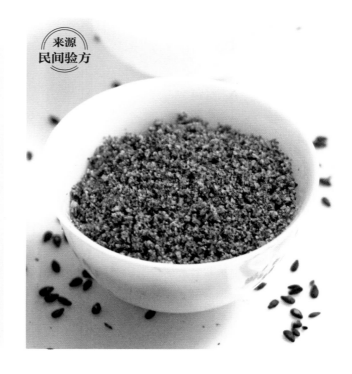

鸡蛋橄榄油面膜来帮忙

毛孔是毛囊和皮脂腺的共同开口，皮脂腺分泌的油脂经过毛孔运送到表面滋润皮肤。粉刺、皮肤过度刺激及发炎、皮肤衰老等都会引起毛孔粗大。日常生活中，应规律生活，保持充足的睡眠，不过度护肤，少吃高糖、高油、高盐及刺激性食物。

鸡蛋橄榄油面膜 \ 紧致皮肤 /

材料 鸡蛋1个，柠檬20克，盐、橄榄油各适量。

做法 将鸡蛋打散，挤入柠檬汁，加一点儿盐，充分搅拌均匀后加入橄榄油混合均匀。

用法 涂抹于面部，20分钟左右清洗干净。一周敷脸1~2次。

橄榄油富含不饱和脂肪酸、多酚类等，有滋润皮肤、抗氧化作用；鸡蛋清可以起到收缩毛孔、紧致皮肤的作用。

同效小偏方

蜂蜜金橘饮收缩毛孔

蜂蜜金橘饮能润肺生津、给皮肤保湿、收缩毛孔。取金橘2个，一切两半，放入沸水中闷5分钟，加蜂蜜调味即可饮用。

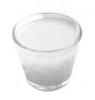

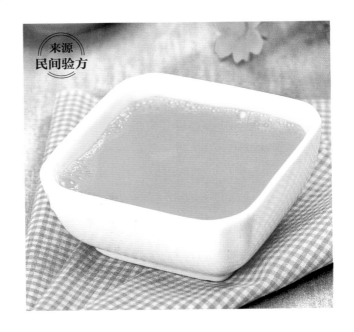

来源
民间验方

气血不足

适当多食猪肝改善头晕眼花

生活中气血不足一般表现为面色发黄、皮肤干燥、畏寒怕冷、头晕耳鸣、疲倦无力、毛发枯萎、失眠多梦、健忘心悸等。饮食上可以进食一些补气补血的食物以辅助改善，如乌鸡、猪血、猪肝、红糖、黑芝麻等。

菠菜富含维生素C，有养血作用；猪肝味甘、苦，性温，有补肝明目、养血补气的作用，二者同食，对血虚有改善作用。

猪肝菠菜汤 \ 补益气血 /

材料 鲜猪肝、菠菜各 100 克，枸杞子 5 克。
调料 淀粉、香油、盐各适量。
做法

❶ 鲜猪肝洗净，切片，用淀粉上浆；菠菜洗净，切段。

❷ 锅内倒水烧开，放入猪肝，加适量盐烧开，再加入菠菜、枸杞子烧沸，淋上香油即可。

用法 每周 2~3 次。

同效小偏方

大麦牛肉粥补益气血
此粥有健脾益胃、补益气血的功效，适合气虚体质者食用。取大麦 75 克，牛肉末 50 克，红椒丝 10 克。将大麦浸泡后放入清水锅中煮成粥，加入红椒丝和牛肉末稍煮，再加姜丝、葱末，用盐调味即可食用。每周 2~3 次。

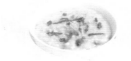

来源
民间验方

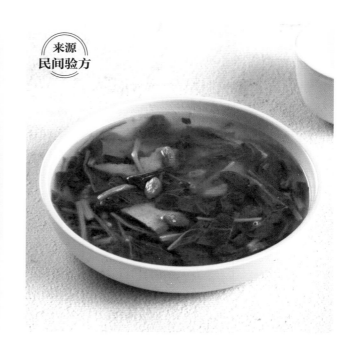

手脚冰凉

羊肉具有益气补虚、温中的功效，对女性常见的腹部冷痛、阳虚怕冷、腰膝酸软、气血两亏等症状都有一定的改善功效。

手抓羊肉补肾阳、暖中祛寒

中医认为手脚冰凉是"肾阳虚"的表现，想要从根本上调理，可以多食用一些滋补的汤品、药膳，同时要少吃凉性食物。

手抓羊肉 \ 改善阳虚怕冷 /

材料 羊肉 500 克。

调料 盐 4 克，姜片、葱段各 5 克。

做法

❶ 羊肉切大块，用清水冲洗干净，冷水下锅，大火烧开，撇去浮沫，加入盐、姜片、葱段。

❷ 开小火慢炖，待葱快烂时用筷子夹出，煮至肉软烂后捞出装盘即可。

用法 每周 2~3 次。

同效小偏方

猪杂粥改善阳虚畏寒

取大米 100 克，猪肉片、猪肝片、猪腰片各 25 克，放入清水锅中熬煮成粥，加盐、香菜末、葱花拌匀即可食用。每周 2~3 次。

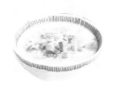

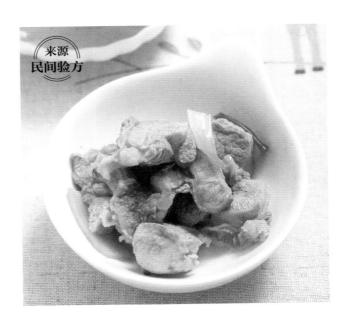

来源
民间验方

月季花红糖饮改善经期失调

月经不调表现为月经周期改变，月经量过多或过少，严重时还会闭经。引起月经失调的原因有很多，中医认为，主要是因肝郁、肾虚或气血亏虚等所致，调理时应以疏肝解郁、补肾虚、补益气血为原则。

月季花性温，味甘，可活血调经、疏肝解郁，对于气滞血瘀、月经不调等症，能起到不错的调理效果。

月季花红糖饮 \ 活血调经 /

材料 月季花 5 克，红糖 10 克。

做法 将月季花洗净，放入锅中，加水 200 毫升，小火煮至 100 毫升，调入红糖即可。

用法 经前服用，每天 1 次，温服。

特别叮嘱 血热、血虚的人不宜服用月季花。

同效小偏方

人参红枣粥补益气血

此方可以调理因气虚血亏引起的月经提前。取人参 3 克，去核红枣 15 枚，大米 30 克，同煮成粥。经前 1 周服用，每天早晚各 1 次。

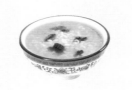

来源 民间验方

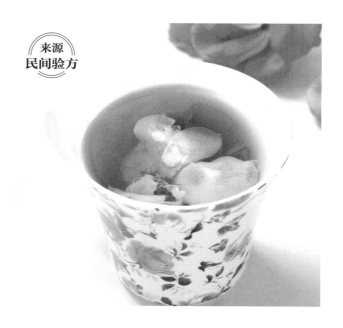

经期下腹冷痛

喝杯玫瑰花茶

痛经可表现为经期出现下腹部痉挛性疼痛，并伴有全身不适，如疼痛蔓延至骶腰背部，甚至涉及大腿及足部，有时还会附带倦怠乏力、面色苍白、四肢冰凉等症状。有一些小偏方可帮助女性缓解这些症状。

玫瑰花茶 \ 缓解痛经症状 /

材料　玫瑰花1小匙。

做法　将玫瑰花置入壶内，冲入沸水，闷泡约5分钟即可。

用法　代茶频饮。

玫瑰花茶能缓解月经不调、痛经等症状，因为玫瑰有行气解郁、和血止痛的功效。

同效小偏方

山楂红糖水缓解血瘀型痛经

中医认为山楂具有活血化瘀的作用，是血瘀型痛经患者的食疗佳品。取山楂15个，放入清水锅中小火熬煮至烂熟，加入红糖稍煮即可。经前5天开始服用，直至来月经，此为一个疗程，连服3个疗程即可见效。

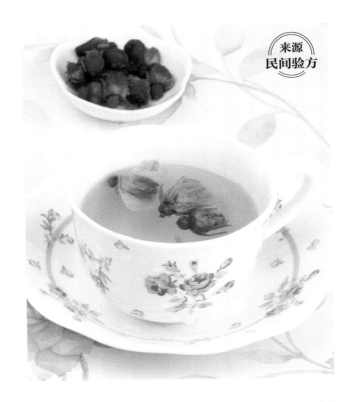

来源
民间验方

经期腰部酸痛

益母草煮鸡蛋活血化瘀

中医认为，如果经期情绪不佳，气滞血瘀，造成冲任脉、胞宫气血不畅，就会引发痛经、腰痛。症状主要为月经量少、有血块，伴有明显腰部酸痛等。平时饮食要注意别吃冷饮，可用一些食疗方进行调理。

益母草有活血调经、利尿消肿、清热解毒的功效。搭配红糖、鸡蛋、鸡肉等温热的食材，能活血化瘀、调理气血，缓解血瘀引起的腰酸、腹胀等。

益母草煮鸡蛋 \ 缓解腰酸腰痛 /

材料 益母草5~10克，鸡蛋1个。

做法 将益母草、鸡蛋加水同煮，蛋熟后去壳，放回汤中再煮片刻，去药渣吃蛋饮汤。

用法 经前服用，每天1次，连服3~5天。

> **特别叮嘱** 肾虚或血虚的人慎服益母草，否则易加重不适；孕妇要禁服。

同效小偏方

隔姜灸神阙调理经期腰部酸痛

此方能帮助温经暖宫、化瘀止痛。用针在姜片上扎几个小孔，将其放在肚脐眼（神阙穴）上。取一根艾炷点燃，对准该处施灸，每次灸5~10分钟。月经前7天开始，每天1次，连续灸3~5个月经周期效果好。

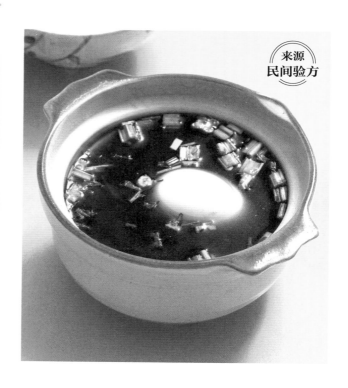

来源 民间验方

痛经加便秘

来碗红糖丝瓜汤

中医认为，痛经多因气滞血瘀、寒湿凝滞、气血虚损等原因所致。女性痛经加便秘的主要原因：一是饮食不当、情绪不佳等导致上火；二是运动量太少，导致胃肠蠕动缓慢，长此以往造成胃肠功能下降。因此，为了缓解痛经加便秘，每天要多吃些蔬果、粗粮等，晨起空腹饮一杯温水或蜂蜜水，配合腹部按摩或转腰运动，养成定时排便的习惯。

《本草求真》记载丝瓜"专入经络，兼入肠、胃"。丝瓜能使气血顺畅，有利于缓解痛经。

红糖丝瓜汤 \ 祛除湿热，改善排便 /

材料 老丝瓜 50 克，红糖适量。

做法

❶ 丝瓜洗净，切碎。

❷ 锅内加适量清水煮沸，放入丝瓜煮熟，再加适量红糖稍煮，趁热喝汤。

用法 经期前服用，每天1次。服5天，经期停用。

特别叮嘱 丝瓜性凉，脾胃虚寒或时常便溏腹泻的女性慎用。

同效小偏方

腹部按摩改善便秘

月经前3～5天做腹部按摩，能够改善痛经、经期便秘等症状。具体方法：用掌心分别以顺时针、逆时针方向按揉腹部，每个方向50下，之后再轻轻握拳重复同样的动作。

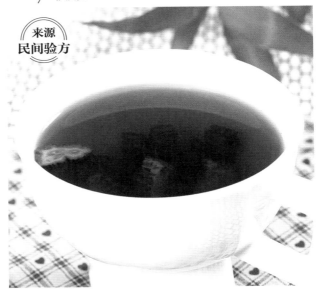

来源 民间验方

宫寒不孕

艾灸气海、关元穴

中医认为的"宫"不仅包括西医"子宫"这个器官，还包括卵巢、输卵管等，在古代统称为"胞宫"，代表女性整个生殖系统。宫寒大多由肾阳虚引起，肾主生殖，肾阳亏虚会引起不孕症。宫寒与生活习惯也有关，比如吃太多寒凉、生冷的东西，平时不注意保暖等。日常除注意保暖外，还可用以下方法进行调理。

艾灸气海、关元穴 \ 调理子宫寒凉 /

取穴 肚脐正中直下 1.5 寸处为气海穴。肚脐正中直下 3 寸处为关元穴。

方法 取一根艾条点燃，对准气海、关元穴施灸，每天灸 30 分钟。

特别叮嘱 艾条的位置，以皮肤感觉不发烫为宜。

气海穴可升发阳气，具有温阳益气的作用。关元穴具有培元固本、补益下焦的功效，刺激关元穴可调节内分泌。

同效小偏方

艾叶鸡蛋汤温热散寒

取鸡蛋 2 个，生姜 15 克，艾叶、当归各 10 克，一起放入沸水锅中煎煮，蛋煮熟后去壳取蛋放回汤中稍煮，吃蛋饮汁。每日 1 次。

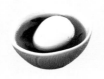

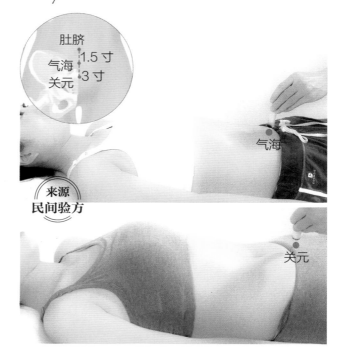

肚脐
气海 1.5 寸
关元 3 寸

气海

关元

来源 民间验方

宫颈炎

鸡冠花瘦肉汤清热利湿消炎

宫颈炎是指妇女子宫颈充血、肥大，长期慢性刺激是宫颈炎的主要诱因。日常生活中，注意保持卫生清洁，已婚女性应定期做妇科检查。在中医里，宫颈炎属于"带下病"范畴，主要采用清热解毒、健脾祛湿的方法。大家可以试试下面的偏方辅助调理。

鸡冠花瘦肉汤 ＼清热消炎／

材料 鸡冠花15克，猪瘦肉100克，红枣10枚。

做法

❶ 鸡冠花、红枣、猪瘦肉洗净，猪瘦肉切片，红枣去核。

❷ 将全部材料一起放进砂锅中，加入适量清水，大火煮沸后改用小火煮30分钟即可。

用法 每天1次。

特别叮嘱 若是服用后不见好或者治好后复发，应尽快就医。

鸡冠花能收敛止带、止血止痛，可以辅助治疗赤白带下。鸡冠花汤可去除患者体内湿热，帮助治疗急性宫颈炎。

同效小偏方

清炖乌鸡
辅助调理宫颈炎

取乌鸡1只，胡椒30粒，莲子、白果、糯米各15克。将乌鸡洗净，再将其他材料研成细末放进鸡腹内，入砂锅内煮至肉烂即可。每周食用2次。

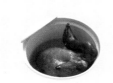

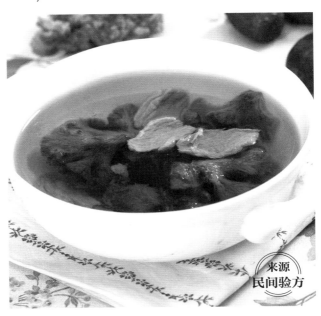

来源
民间验方

性冷淡

肉苁蓉羊肉粥来缓解

性冷淡是指对性生活缺乏兴趣，主要症状有性交痛、精神萎靡不振、腰酸乏力等。女性性冷淡的原因很多，大多数是由于情绪抑郁、恐惧、性生活不和谐等心理原因造成的。从中医角度看，女性性冷淡多与肾阳亏虚有关，应从补肾阳方向进行调理。

中医认为，羊肉味甘、性热，入脾、肾经，有益肾、补虚的作用，可以缓解性冷淡。肉苁蓉是补肾壮阳、益精血的常用药，对男女性冷淡都有调理效果。

肉苁蓉羊肉粥 \ 缓解性冷淡 /

材料 肉苁蓉 15 克，羊肉 50 克，大米 100 克。
调料 姜片 5 克，香油、盐各适量。
做法

❶ 羊肉洗净，切碎；大米洗净；肉苁蓉切成片，放入清水锅中小火煮 1 小时。

❷ 去除药渣，再放入切碎的羊肉、大米、姜片同煮成粥，最后加入香油、盐调味即可。

用法 每周坚持服用 1~2 次。

同效小偏方

枸杞蒸鸡滋补肝肾

取枸杞子 10 克，净鸡 1 只。将枸杞子放入鸡肚里，放入砂锅，加入清水、葱、姜、料酒、胡椒粉、盐炖煮 1 小时即可。佐餐食用，每周 2~3 次。

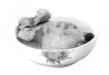

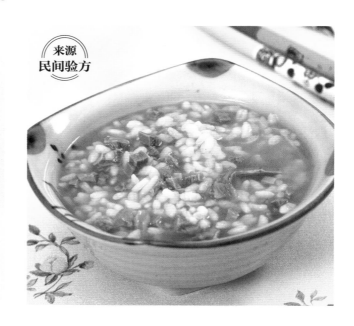

来源 民间验方

乳房下垂

同效小偏方

四宝糊丰满乳房

此方富含维生素 E，能够刺激雌激素的分泌，促进乳房发育和完善。取核桃、松仁、黑芝麻、花生米适量，将上述四种食材加水打成糊。每天吃 1 碗。

按摩帮助恢复

乳房下垂是由于怀孕哺乳导致的生理变化，或随着年龄增长，胶原蛋白含量下降，韧带组织逐渐松弛，软组织萎缩，胸部受到重力牵引往下坠。中医认为，气血充足、通畅则乳房丰满不下垂，因此日常可多食用玫瑰花、西洋参、当归、山药、黄芪等养脾胃、补气血的食物。此外，还可通过按摩帮助恢复。

乳房按摩 \帮助胸部挺拔/

方法

❶ 挺直腰背，用右手握住左侧乳房。

❷ 将左手手背贴在乳房外侧，轻轻平推再松开，重复动作 3 次。

❸ 将左手掌心向上，用小拇指轻托乳房底侧，让乳房有弹跳感，重复动作 3 次。

❹ 张开左手掌从下面托住乳房，往上推动再松开，重复动作 3 次。

❺ 用同样方法按摩右侧乳房。

特别叮嘱 为了防止损伤皮肤，按摩前可以用精油或润肤露润滑手和乳房。

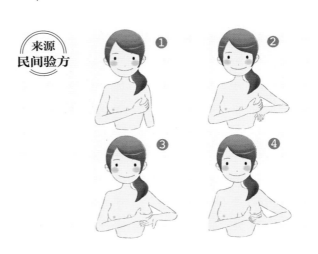

来源 民间验方

急性乳腺炎

蒲公英汁消肿快

乳腺炎是指乳腺的急性化脓性感染，多出现在哺乳期，主要表现有乳房胀痛，畏寒发热，局部红、肿、热、痛，触及有硬块等。乳腺炎患者可局部冷敷，及时排空乳房，并饮用蒲公英汁或仙人掌泥外敷等，帮助缓解不适。

蒲公英汁 \消肿散结/

材料 蒲公英 30 克，紫花地丁 20 克，天冬 15 克，蜂房 6 克。

做法 将上述药材用水煎煮，取药液；药渣再加清水煎 1 次，合并药液。

用法 每日 2 次，早晚饮用。

来源 民间验方

同效小偏方

仙人掌外敷清热解毒
仙人掌有行气活血、消肿止痛、清热解毒的作用，适用于调理早期的乳腺炎。取适量新鲜仙人掌或仙人球，除去表面的刺和绒毛，捣成泥，敷于乳房患处，盖上纱布。每天更换几次，使敷料保持湿润，至红肿消退即止。

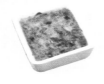

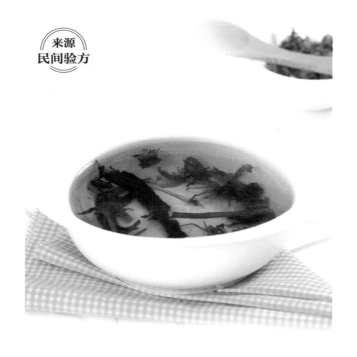

乳腺增生

海带生菜汤疏肝解郁可散结

乳腺增生，中医称为"乳癖"，一般认为多由郁怒伤肝、忧思伤脾，导致气血痰湿郁阻乳络而成。乳腺增生主要表现为乳房一侧或双侧胀痛、刺痛，或刀割样痛，并可向胸前区、胸侧、腋下放射，患者常感乳房疼痛，月经前症状加重。下面这些偏方可辅助缓解乳腺增生。

海带具有软坚散结的作用；生菜可以促进胃肠蠕动，有助于消化。二者搭配能够调理乳腺增生。

海带生菜汤 \ 清热散结 /

材料 水发海带、生菜各 100 克。

调料 葱段、姜片、香油、盐各适量。

做法

❶ 水发海带洗净；生菜洗净，撕大片。

❷ 锅内放入适量清水，加水发海带、葱段、姜片大火烧开，煮 15 分钟。

❸ 起锅前放入生菜、香油，用盐调味即可。

用法 吃菜饮汤，每周 1~2 次。

特别\叮嘱 脾胃虚寒的人慎吃海带。

同效小偏方

按摩膻中穴行气解郁

膻中穴是宗气聚会之处，是辅治乳腺增生的要穴。膻中穴在胸部，当前正中线上，平第四肋间，两乳头连线的中点。除拇指外四指并拢按摩膻中穴 3 分钟。每日 2~3次。

来源\民间验方

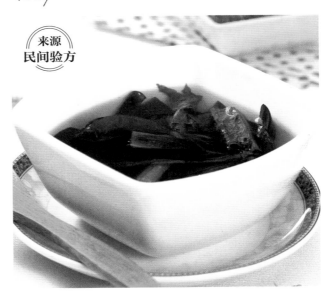

乳头皲裂

黑白芝麻香膏消炎止痛

产后女性易得乳头皲裂，这是因为婴儿吸吮乳汁时会对乳头产生机械性刺激。为了避免乳头皲裂，哺乳期女性在每次喂奶后，应慢慢地将乳头从孩子口中移出，不要硬拉乳头。每次喂完奶后可以挤出少许乳汁涂抹在乳头上。此外，涂抹黑白芝麻香膏、橄榄油等也能滋润皮肤，减轻疼痛感。

芝麻外用可润燥，有利于养护皮肤；香油外用可起到保湿的作用，使肌肤更加细腻。二者搭配有助于缓解乳头皲裂、疼痛难忍等。

黑白芝麻香膏 ＼ 保湿润燥 ／

材料　黑白芝麻共 50 克。
调料　香油、盐各适量。
做法
❶ 炒锅置火上，放入芝麻和盐，用小火炒香。
❷ 待白芝麻呈黄色并散发出香味时取出，研细、过筛，与香油调成糊状。
用法　涂抹乳头，每日 2 次。

同效小偏方

**涂抹橄榄油
缓解乳房疼痛**

每次喂奶后，取适量橄榄油，涂抹整个乳头，能帮助皮肤形成天然屏障，保持水分并减少皮肤干燥，从而缓解乳房疼痛。

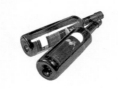

来源
民间验方

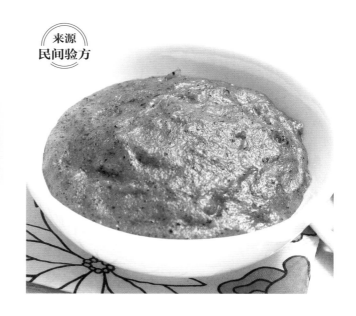

鲫鱼汤下奶快

产后乳汁少或完全无乳，称为产后缺乳。乳汁的分泌与产妇的精神、情绪、营养状况、休息等都有关系。日常生活中，多让宝宝吸吮乳头、补充足够水分、多休息、减压放松都可促进乳汁分泌。下面的偏方也可以试试。

鲫鱼具有健脾利湿、和中开胃、活血通络、温中下乳的作用。尤其是鲫鱼汤，是产后女性很好的滋补品。

鲫鱼汤 \ 通乳下乳 /

材料 鲫鱼1条（300克）。
调料 姜片、蒜瓣、葱末、盐各适量。
做法
❶ 将鲫鱼处理干净，放入油锅稍煎至鱼肉变色。
❷ 倒入适量水，加葱末、姜片和蒜瓣，盖盖炖至汤呈奶白色。
❸ 加入适量盐，再炖2分钟即可。
用法 吃肉饮汤，每周3~5次。

特别叮嘱 汤不要一次做很多，过夜或者久放营养物质会流失。

同效小偏方

花生豆浆催乳下奶

此方有活血通乳、健脾开胃的功用，对产后缺乳有帮助。取生花生米、黄豆各15克，加适量清水放入豆浆机中打成豆浆即可。每天服2次。

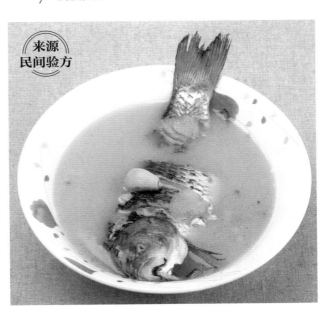

来源
民间验方

产后回乳

麦芽水回乳效果好

回乳就是"止乳",也叫"断乳",产后不哺乳者,可行回乳。回乳是哺乳期的最后一步,医学上主张健康回乳。因此,有催乳作用的食物要少吃,如猪蹄、鲫鱼、骨头汤、鸡汤等,推荐用麦芽水、神曲山楂水回乳。

麦芽水 \ 帮助产后回乳 /

材料 60 克炒麦芽。

做法

❶ 炒麦芽洗净放进锅中,加入 500 毫升左右的冷水,浸泡半小时左右。

❷ 用大火将其烧沸后改用小火煎煮 20 分钟,去渣,取其汁水即可。

用法 当茶饮,1天服2~3次,服用2~3天见效。

特别叮嘱 麦芽具有回乳和催乳的双重作用,其作用的关键在于生用还是炒用,且剂量也不同。一般来说,10~15 克生麦芽煎服,催乳效果好;回乳的话,炒麦芽得用到 60 克才有效果。

《滇南本草》中记载麦芽"消胃宽膈,并治妇人奶乳不收,乳汁不止……不拘多少煎汤服"。营养学认为,炒麦芽含有丰富的维生素B_6,可减少催乳素的分泌,进而抑制乳汁的产生。

同效小偏方

神曲山楂水
抑制乳汁生成

取神曲、山楂各10克,放入清水锅中煎煮,取汁饮用即可。每日1次。

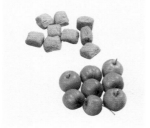

来源《滇南本草》

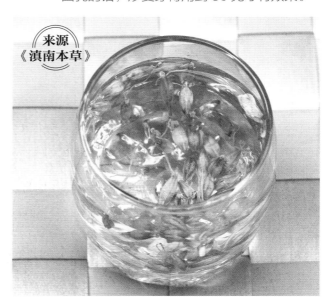

妊娠呕吐

口含生姜片缓解恶心反胃

妊娠呕吐一般由脾胃虚弱、肝胃不和引起。在妊娠早期，少数孕妇会出现频繁、剧烈的恶心呕吐，并会持续存在、进行性加重，影响正常的工作和生活。妊娠呕吐时，应避免油烟、刺激性大的气味，少食多餐，适当补充富含淀粉和水分的食物。此外，也可试试下面两个小偏方。

口含生姜片 \ 缓解反胃、恶心 /

材料 新鲜生姜1块。

做法 鲜生姜洗净，切片备用。

用法 每次想呕吐时，将一片生姜含在口里，或咀嚼生姜片，使其汁液慢慢渗入口腔，几分钟后吐掉即可。

特别叮嘱 生姜虽好但不宜食用过多，过多的姜辣素在经肾脏排泄的过程中会刺激肾脏，产生口干、咽痛、便秘等症状。内热者忌食。

生姜能抑制呕吐，促进消化液分泌，从而缓解妊娠期反胃、恶心呕吐等症状。

同效小偏方

甘蔗姜汁
缓解妊娠呕吐

取甘蔗150克，新鲜生姜10克。甘蔗去皮，生姜洗净去皮，均切成块，一起榨汁。每次服用30毫升，每日3次。

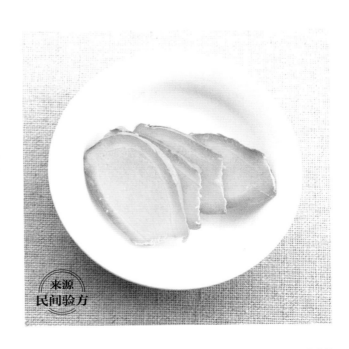

来源 民间验方

产后恶露不尽

阿胶具有养血补血的功效，糯米也有补血的作用，二者熬粥，对于产后阴血不足、血虚生热引起的恶露不尽有调理作用。

同效小偏方

生化汤
活血化瘀、除恶露

取当归24克，川芎、黄酒各10克，炮姜、炙甘草各2克，桃仁（去皮、尖）6克。将桃仁敲碎后与当归、川芎、炙甘草、炮姜一起放入锅中，加入黄酒和水（以没过药材为宜），煎成一碗，每天正餐前空腹服用。顺产妈妈产后第2~3天、剖宫产妈妈产后7天开始服用。疗程以7天为宜，不要超过2周。

糯米阿胶粥补血、除恶露

胎儿娩出后，在一定时间内新妈妈阴道仍有血样分泌物流出，类似于经血，这就是恶露。正常的恶露有血腥味。每个新妈妈持续排恶露的时间不同，从子宫里排出的恶露一般在产后4周左右就干净了。如果一直不断排出，即为恶露不尽。中医认为恶露不尽可能是血虚或血瘀导致的，调理思路为补充气血或活血化瘀。

糯米阿胶粥 \ 调理产后血虚引起的恶露不尽 /

材料 糯米60克，大米30克，阿胶10克。
调料 红糖少许。
做法
❶ 糯米、大米分别淘洗干净，放入锅中，加适量清水煮至粥熟。
❷ 粥熟后，放入阿胶和红糖，边煮边搅匀，煮二三沸至红糖和阿胶化开即可。
用法 每日1~2次。

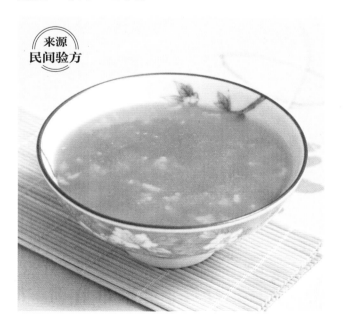

来源
民间验方

更年期失眠

试试甘麦红枣汤

进入更年期后，由于人体性激素下降、肝火旺盛、自主神经紊乱等原因，会出现情绪暴躁、失眠、多梦等症状。想要提高更年期的生活质量，应学会调节情绪，保持充足的睡眠，适度进行运动，科学规范地应用雌激素。此外，甘麦红枣汤、莲子百合粥对缓解更年期不适也有效果。

甘麦红枣汤 \ 缓解更年期症状 /

材料 小麦 18 克，炙甘草 10 克，红枣 9 枚。

做法 先将上述 3 味食材加水用大火煮沸，再改用小火煎煮至小麦黏稠，取煎液 2 次，合并饮用。

用法 早晚各服 1 次，连服 15 天。

\特别 叮嘱/ 因甘草有刺激肾上腺皮质激素的作用，可引起水肿，使血压升高，因此不可大量服用或小剂量长期服用。

小麦有消烦止汗的功效；甘草可泻心火；红枣可补血、调和脾胃。《金匮要略》中记载：「妇人脏躁，喜悲伤欲哭，……甘草三两，小麦一升，红枣十枚。」经常服用甘麦红枣汤，能帮助缓解更年期女性的不适症状。

同效小偏方

莲子百合粥清心安神

此方有利于更年期综合征烦躁不宁、焦虑失眠的调理。取去心莲子 20 克，百合 30 克，大米 50 克，放入清水锅中熬煮成粥即可。每周 3~5 次。

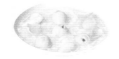

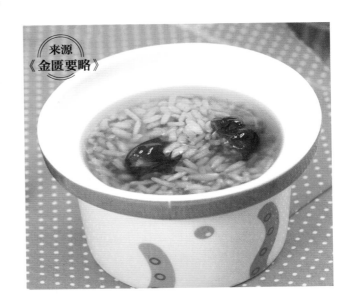

来源《金匮要略》

烦躁不安时，按按三阴交穴

女性进入更年期后，由于性激素分泌量下降，自主神经功能失调等，会出现内分泌失调、情绪不稳等症状，症状轻者一般可采用自我疏导或心理咨询的措施，不需要药物治疗，症状明显者可以遵医嘱用雌激素治疗。生活中的一些小偏方也可以起到缓解症状的作用。

按压三阴交穴 \ 缓解心烦多汗 /

取穴 三阴交穴位于小腿内侧，内踝尖上 3 寸，胫骨内侧缘后方。

方法 用适当的力度进行按压，按下后立即松开手指为一次，每组可连续按压30~50次。

> 按压三阴交可养护肝肾，缓解心烦、燥热、多汗等症状。

同效小偏方

蓝莓豆浆
改善更年期症状

此方可帮助补充植物雌激素，调节内分泌，改善更年期不适症状。取蓝莓 100 克，豆浆 200 毫升。蓝莓洗净切块，同豆浆一起放入果汁机中打匀即可。每天 1 杯，可经常饮用。

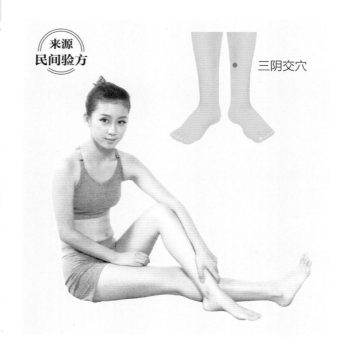

来源
民间验方

三阴交穴

第八章

小偏方

大功效

男人身体强健
少烦忧

脱发

茯苓茶对脂溢性脱发有帮助

现在，很多人都有脱发的烦恼，大多数与血热风燥、耗伤阴血等有关。中医认为，预防脂溢性脱发，应以健脾除湿、祛风润燥、滋补肝肾为原则，可适当食用茯苓、冬瓜、薏米、莲藕、桑葚、黑豆、黑米等食物。

茯苓茶有健脾、利水、渗湿的作用，对脂溢性脱发有帮助。

茯苓茶 \ 健脾利水渗湿 /

材料 茯苓适量。
做法 将茯苓研成末，开水冲泡服用。
用法 每日 2 次，每次 6 克，饮至发根生出。

同效小偏方

淡盐水洗头
预防脱发

此方能清热解毒、杀菌消炎、收敛皮脂腺，对预防脱发有帮助。取盐 15 克，清水 1500 毫升。将清水温热后，加盐搅匀即可。每周洗头 2～3 次，坚持使用。

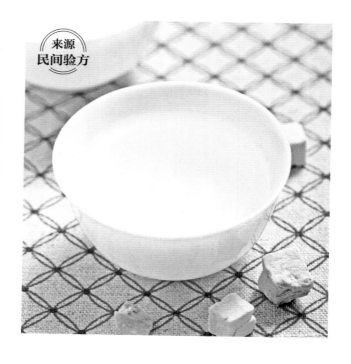

来源
民间验方

戒烟

同效小偏方

鱼腥草茶帮助解烟毒

此方有消炎的作用，能帮助清肺热、解烟毒。取鱼腥草15~30克，洗净，浸泡2小时左右，放入锅内，煎煮至沸腾，去渣取汁即可。代茶饮。

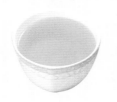

艾炷隔姜灸戒烟穴

远离烟草，能降低心脑血管疾病发生的概率，有益于身体健康。戒烟小技巧：深呼吸；多喝水；将注意力集中在其他有趣的事情上。此外，艾炷隔姜灸戒烟穴、喝鱼腥草茶也能帮助戒烟。

艾炷隔姜灸戒烟穴 \ 清肺解毒 /

取穴 戒烟穴位于列缺穴与阳溪穴之间的中点凹陷处。（阳溪穴位于人体的腕背横纹桡侧，手拇指向上翘时，在拇短伸肌腱与拇长伸肌腱之间的凹陷处；将两手拇指和其余四指自然分开，于两虎口处垂直相交，一手食指搭在另一手上，食指尖处即为列缺。）

方法 将姜片放在戒烟穴上，然后将艾炷置于姜片上，点燃，每次灸3~4壮。

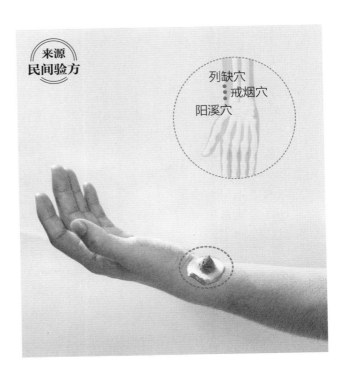

来源 民间验方

列缺穴
戒烟穴
阳溪穴

吸烟伴久咳咽干

蜂蜜蒸梨效果佳

中医认为吸烟会损伤人的肺气，而肺主气、主水液，肺气虚，则五脏六腑都会受到影响。气血失衡，阴阳不平衡，人就容易生病。烟雾因火热而生燥邪，所以吸烟者经常有口干、口渴的感觉，还常常咽干咳嗽。

蜂蜜蒸梨 \ 缓解久咳咽干 /

材料 梨1个，蜂蜜15克。

做法

❶ 将梨洗净，从上部切开一个三角形的口，小心地将里面的核掏出来，不要破坏它的整体结构。

❷ 将蜂蜜直接填入，放入蒸锅中加热蒸熟即可。

用法 每天早晚各吃1个，连吃数天。

特别
叮嘱 梨不用削皮，里面的核要掏干净。

梨有清热、化痰、止咳的作用，蜂蜜有润肺止咳的功效。《本草纲目》中记载『用香水梨、或鹅梨、或江南雪梨皆可，取汁以蜜汤熬成瓶收』。

同效小偏方

洋葱糖浆帮助止咳

取洋葱1个，洗净，切片，放入装有红糖和蜂蜜水的锅中浸泡，然后煮沸1小时，凉后取汁，装瓶备用。每次1匙，咳嗽时温服。

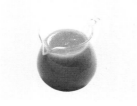

来源
《本草纲目》

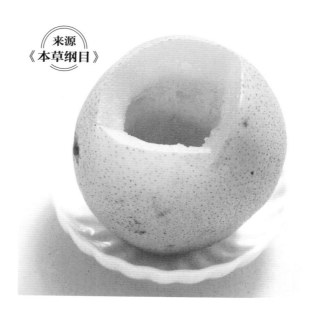

喝桔梗饮

晨起有痰可能跟生理性因素有关，也可能是支气管炎等疾病引起。如平时处在过于干燥的环境中或经常吃油腻的食物，可能会出现晨起有痰。如果患有咽炎、支气管炎、鼻炎等疾病，会反复出现咳嗽、咳痰，清晨较多，秋冬季加重。推荐喝点桔梗饮、柿叶茶来缓解。

桔梗有宣肺、祛痰、利咽、排脓之功效，对咽喉肿痛、肺脓肿、支气管炎、肺炎等症有利。《珍珠囊》中记载桔梗『疗咽喉痛，利肺气，治鼻塞』。

桔梗饮 \ 利咽祛痰 /

材料 桔梗 5~10 克。

做法 将桔梗用开水浸泡即可，或者用热水稍煮。

用法 代茶饮，饮用量视症状的轻重适当增减。

\特别 / \叮嘱 / 该品服后能刺激胃黏膜，剂量不宜过大，以免引起轻度恶心、呕吐等症。

同效小偏方

柿叶茶润肺化痰

柿子叶煮茶饮用，能起到润肺化痰、止渴生津、健脾的功效。取柿子叶 15 克，洗净，放入清水锅中烧沸，再用小火煎煮 20 分钟，滤掉柿子叶，取汁代茶饮用。

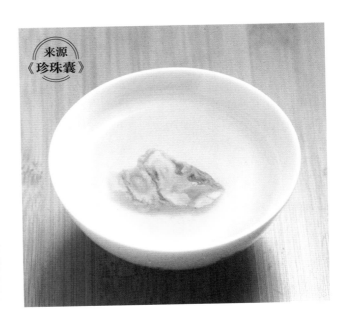

来源《珍珠囊》

选择荸荠汁

咽炎主要有急性和慢性两种。急性咽炎一般以咽部症状为主，表现为咽部干痒、疼痛、有灼热感，吞咽东西时会更明显，唾液增多。如果急性咽炎治疗不彻底就会转为慢性，自觉咽部干、痒、胀，分泌物多而灼痛。咽喉疼痛时，建议用盐水漱口、蒸汽润嗓、足量饮水等来缓解。日常饮用荸荠汁、草莓汁效果也不错。

荸荠性凉，味甘，具有清热止渴、利湿化痰等功效，对咽干喉痛有缓解作用。

荸荠汁 ＼ 减轻咽干喉痛症状 ／

材料 新鲜荸荠 200 克。
做法 鲜荸荠洗净去皮，磨碎，用干净的纱布绞取汁液即可。
用法 一次饮完，连用2～3天。

＼特别叮嘱／ 荸荠性凉，脾胃虚寒、大便溏泻、血瘀者不宜食用。

同效小偏方

草莓汁缓解咽部不适
此方有滋润消肿、生津止渴的功效。取草莓60克，洗净、去蒂，加适量饮用水榨汁即可饮用。

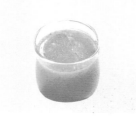

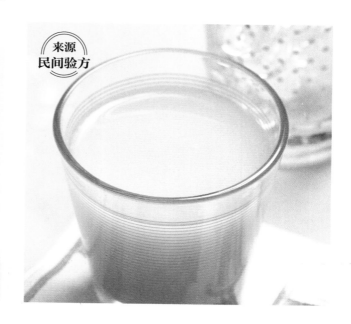

来源 民间验方

焦米汤吸附毒素效果佳

有啤酒肚的人体内的津液代谢不够通畅，容易产生痰湿，泛溢肌肤或在体内停滞，从而形成啤酒肚。中医认为，脾主运化水湿，是津液代谢的总开关，一旦脾虚失去运化，就会产生痰湿，所以，有"脾为生痰之源"一说。想要缓解啤酒肚，健脾祛湿非常重要。推荐用焦米汤、枳术汤来调理。

焦米汤 \ 消食健脾 /

材料 大米 50 克。

做法 将大米放入锅中，炒至焦黄，至香味溢出，直接加适量清水煮半小时即可。

用法 凉温后服用。每日 1 次。

\特别\
\叮嘱/ 炒的时候用中火，不要将米炒煳。

米炒焦之后，已部分炭化，炭化的米粒可吸附毒素、消食健脾。且米汤中的淀粉、维生素及其他矿物质有利于补充营养和恢复胃肠功能。

同效小偏方

枳术汤帮助瘦身

此方可帮助促进胃肠蠕动、消水肿。取枳实、白术各 10 克，加适量清水煎汁，汁熬到剩一半即可。每天早晚各服一次，每次 50~60 毫升。

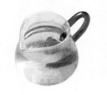

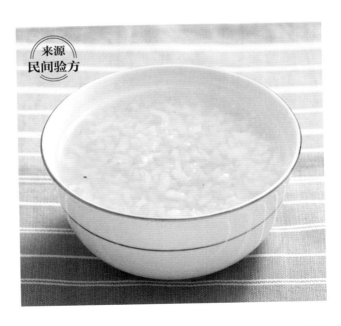

来源
民间验方

前列腺炎

参芪枸杞粥来帮忙

不少中年男性会被前列腺炎所困扰，出现尿频、尿急、尿痛、尿不尽等症状。中医认为，前列腺炎是肾虚、膀胱气化失司所致，调理以补气益肾为主。

参芪枸杞粥 ╲ 温补脾肾 ╱

材料 玄参、黄芪各10克，枸杞子10克，大米50克。

做法
① 将3味中药加水煎取浓汁。
② 将大米加入煎取的药汁中，煮熟喝粥即可。

用法 每日1次。

玄参具有清热凉血、滋阴降火的功效；黄芪为『补气诸药之最』，与玄参同服，补气作用更佳；枸杞子可滋补肝肾。三者搭配，可以调理脾肾亏虚引起的前列腺炎。

同效小偏方

花椒白胡椒末改善尿频
此方对寒气凝滞引起的前列腺炎、尿频有调理作用。取花椒、白胡椒各适量捣成末，将粉末放入肚脐眼中，再用风湿止痛膏贴牢。临睡时贴上，晨起时取下，每天1次，7天为一个疗程。一般4个疗程效果好。

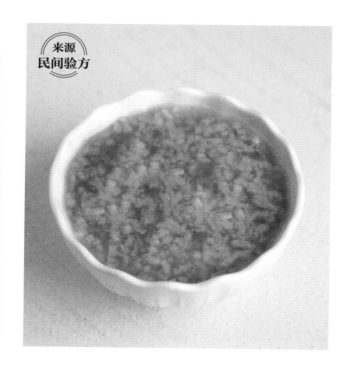

来源
民间验方

前列腺增生

肉苁蓉当归煲猪腰补肾益阳

前列腺增生是中老年男性的常见病、多发病，且发病率随年龄增长呈现递增趋势，主要表现有尿频、尿急、夜尿增多、排尿分叉等。中医认为，前列腺增生多由肾气不足引起，调理以温补肾气为主。

肉苁蓉温肾助阳、益精血；当归补血、活血；猪肾益肾阴、补肾阳。三者搭配适用于肾虚劳损、阴阳俱亏导致的前列腺增生等。

肉苁蓉当归煲猪腰 \ 温肾助阳 /

材料 肉苁蓉 10 克，枸杞子 12 克，当归 5 克，猪腰 1 个，猪瘦肉 30 克。

调料 料酒 10 克，淀粉、盐各 3 克。

做法

❶ 猪腰切除白筋，洗净、切片，浸去血水，用淀粉、料酒、盐腌渍 10 分钟；猪瘦肉洗净，切小块。

❷ 肉苁蓉、枸杞子、当归洗净，与猪腰、猪瘦肉一起放入砂锅中，加适量清水，大火煮沸后改小火煲 40 分钟，加入盐调味即可。

用法 随餐佐食。每周 1~2 次。

\ 特别 叮嘱 / 肝阳上亢型高血压患者禁用。

来源 民间验方

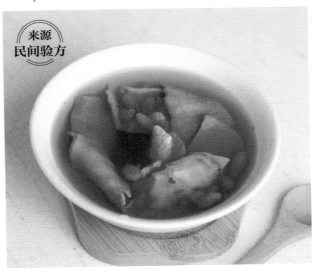

同效小偏方

黄芪甘草汤
改善小便无力

此汤可以改善前列腺增生患者出现的小便无力、尿后余沥等症状，还能益气健脾。取黄芪 15 克，甘草 5 克，用水煎服即可。每日 1 次。

早泄

长按关元和肾俞有帮助

早泄是一种常见的男性性功能障碍，指在性生活中射精过快，或阴茎尚未插入阴道就已经射精，无法进行正常的性生活。中医认为，肾虚是造成早泄的根本原因，可以通过补肾来调理早泄。

按摩关元和肾俞 ＼益肾助阳／

取穴 肚脐中央向下 4 横指处为关元穴。在腰部，第 2 腰椎棘突下，旁开 1.5 寸为肾俞穴。

方法 先将手掌温热，敷在关元穴上，再指压关元穴3～5分钟。用手指的指腹按揉肾俞穴50～100下。

关元穴是男性藏精之处，是男性保健重要的穴位；肾俞穴为肾的背俞穴。人体阳气的根在肾，腰为肾之府，肾阳虚时会感觉腰部酸软怕冷，按摩肾俞穴可以温补肾阳。按摩关元和肾俞有助于调理早泄。

同效小偏方

山茱萸肉粥
补肾固精

取山茱萸肉15～20克，大米100克，一同放入砂锅内，加入清水大火煮沸，再改用小火煮至粥熟即可。每日1～2次。

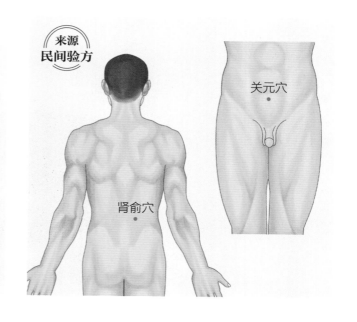

来源
民间验方

关元穴

肾俞穴

阳痿

阳痿是指有性欲要求时阴茎不能勃起或勃起不坚，或者虽有勃起但不能保持足够的性交时间，因此妨碍性交或不能完成性交。中医认为，男性房事过度、压力过大、忧郁、惊恐过度等可能导致阳痿，可以通过补肾强肝健脾等方法来调理。

韭菜炒虾仁壮阳强体

韭菜炒虾仁 ＼补肾益精／

材料 虾仁 300 克，嫩韭菜 150 克。

调料 香油、酱油、盐、料酒、葱丝、姜丝各适量。

做法

1. 虾仁洗净；韭菜洗净，切段。
2. 炒锅放油烧热，下葱丝、姜丝炝锅，放虾仁煸炒2～3分钟，加酱油、料酒、盐稍炒，放入韭菜段大火炒2分钟，滴上几滴香油即可。

用法 随餐佐食。每周2~3次。

特别 ＼叮嘱／ 初春的韭菜品质最好。为避免营养流失，宜在切菜前清洗韭菜，且韭菜入锅时间不可过长。

这道菜有利于补肾壮阳、益精固肾，适用于肾阳虚、肾精不固所致的遗精、早泄、遗尿等症。

同效小偏方

羊肾粥补肾壮阳

此方适用于肾虚引起的阳痿、腰痛、遗精等症。取羊肾块、大米各50克，放入沸水锅中，加入葱白段、姜片、盐熬煮成粥即可食用。每周 1~2 次。

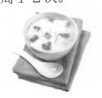

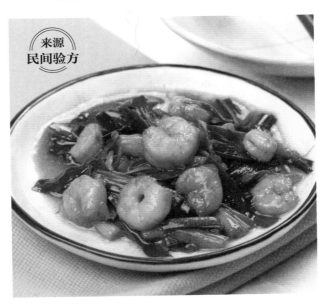

来源 民间验方

遗精

秘精汤能止遗

遗精是指在没有性生活时发生射精，一夜2～3次或每周2次以上，可伴有头晕耳鸣、精神疲惫、失眠多梦、畏寒怕冷、腰膝酸痛等。遗精通常在年轻人中比较常见，是典型的肾不藏精的表现，调理遗精应以补肾固摄为主。

秘精汤 \ 调理遗精 /

材料 分心木3克，芡实6克。

做法 将上述两味药研成粗末，水煎2次，混合后服用。

用法 每日早、中、晚3次温服。

芡实性平，味甘、涩，归脾、肾经，和分心木一起可帮助益肾固精、健脾止泻。

同效小偏方

灸关元穴益肾助阳

关元穴位于肚脐中央向下4横指处。取姜片，在姜上扎小孔。把姜放在关元穴上，将艾炷放置在姜上，点燃艾炷施灸。每次灸5～10分钟，每日1次。

关元穴

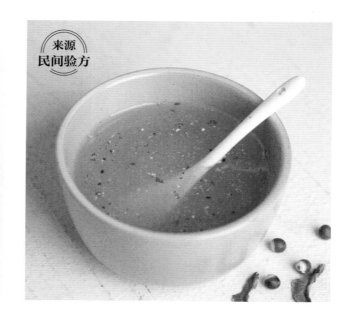

来源
民间验方

缓解职场人士
身心疲劳

空调病

生姜红糖水是克星

空调病主要是指长时间在空调环境下工作、学习和生活，因温度过低、空气流通不畅等原因，造成身体功能衰退的一种病症，主要表现有鼻塞、头晕、打喷嚏、耳鸣、乏力等。夏季天气炎热，应注意避免长时间开空调，避免冷风直吹，最好设置风向朝上，且温度不要太低，以26℃为宜，同时适当锻炼增强体质。感觉不舒服时，可以用生姜红糖水、雪梨汁来缓解不适。

生姜可祛风散寒、发汗解表，与红糖和红枣搭配，可益气养血、散寒护肺。

生姜红糖水 ＼驱寒解表／

材料　生姜片 10 克，红糖 5 克，红枣 3 枚。
做法　生姜片、红糖、红枣一起放入杯中，倒入沸水，盖盖闷泡约 10 分钟后即可。
用法　代茶频饮。

＼特别叮嘱／　阴虚火旺、肺炎患者不宜饮用。

同效小偏方

雪梨汁生津润燥

此方能清热化痰、润肺止咳，对在空调环境下引起的咽喉干痛等症有改善作用。取雪梨 1 个，洗净，去核，切丁，放入榨汁机，加水搅打均匀即可。每天 1~2 杯。

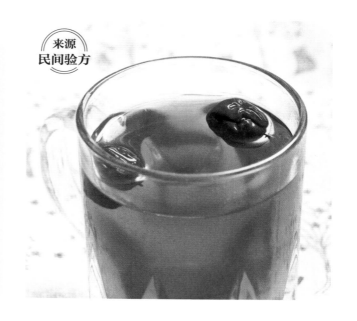

来源 民间验方

二手烟

《本草纲目拾遗》中记载胖大海：『治火闭痘，服之立起，并治一切热症劳伤，吐衄下血，消毒去暑，时行赤眼，风火牙痛……干咳无痰，骨蒸内热，三焦火症……』胖大海有清肺利咽的功效，适用于咽痛、肺热声哑、干咳无痰等症。

胖大海茶效果好

二手烟不仅会让全身多个器官受到损伤，甚至还可能产生"三手烟"，影响更多人。吸烟者应尽早戒烟或减少吸烟，不在公共场合、工作场所吸烟。非吸烟者如果经常出入有二手烟的地方，要尽量减少曝露时间。饮胖大海茶、罗汉果煮水可以减轻二手烟带来的伤害。

胖大海茶 \ 改善咽痛干咳 /

材料 胖大海2～3枚。

做法 将胖大海洗净，放入锅内加适量水煎汁即可。

用法 代茶饮用，以2～3天为宜，连续服用不超过7天。

特别叮嘱 便稀者慎用。

同效小偏方

罗汉果水止咳消炎

此方有清热润肺、利咽开音、滑肠通便等功效，可改善肺热咳嗽、咽喉肿痛、大便秘结等症状。取罗汉果5～10克，切片，放清水锅中，煮10分钟即可。平时代茶饮。

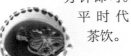

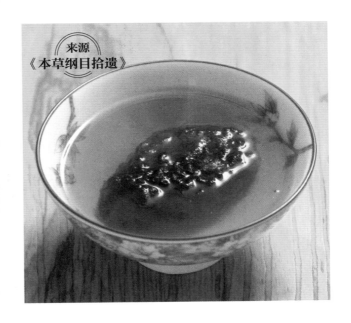

来源《本草纲目拾遗》

抗辐射

五味子绿茶有效果

现在很多上班族每天与电脑、手机为伍，饱受辐射侵害，还会导致眼睛干涩、视物模糊、皮肤老化等问题。日常饮食中，应适当多摄入茶叶、荷叶、绿豆等护眼明目的食物。

五味子绿茶 \ 抗辐射，补肾气 /

材料 五味子 5 克，绿茶 3 克。

调料 冰糖适量。

做法 将五味子、绿茶、冰糖一起放入杯中，倒入沸水，浸泡约 3 分钟后即可。

用法 代茶频饮。

\特别\
\叮嘱/ 便秘者、咳嗽初期者不宜饮用。

五味子有益气生津、补肾宁心的作用。绿茶可抗辐射，并含有对眼睛有益的营养成分。

同效小偏方

葱白红枣龙眼茶帮助防辐射

取葱白 30 克，红枣、龙眼各适量，放入清水锅中煮 10 分钟即可。代茶频饮。

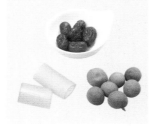

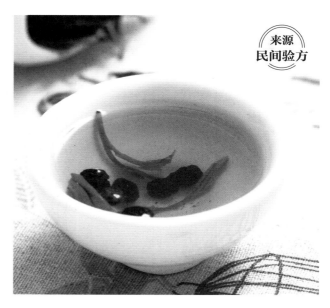

来源
民间验方

枸杞菊花茶真不错

现代社会，由于长时间使用手机、电脑等电子产品，易导致眼睛疲劳，出现眼睛干涩的症状。缓解眼干眼涩，应合理调整作息、避免熬夜，适当使用空气净化器，避免频繁刷手机。可适当食用桑葚、枸杞子、菊花等可以补肝明目的食物。

枸杞菊花茶 \ 缓解眼睛不适 /

材料 干桑葚 6 克，菊花、枸杞子各 5 克。
做法 将所有材料一起放入杯中，冲入沸水，浸泡约 5 分钟后即可。
用法 代茶频饮。

这款茶饮能为人体提供较多的花青素，改善视疲劳，缓解眼睛不适。

同效小偏方

枸杞桑葚粥缓解视疲劳
取枸杞子、干桑葚各5 克，山药片 10 克，红枣 5 枚，大米 100克。将上述材料共熬成粥，每日早晚服用。

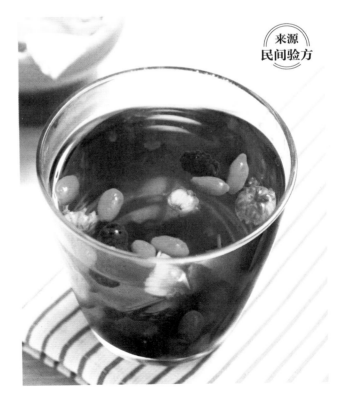

来源
民间验方

耳鸣

同效小偏方

银杏叶茶活血化瘀

此方有活血化瘀的作用，可帮助改善长时间噪音引起的耳微循环障碍。取银杏叶3片，放入沸水中冲泡，待温热即可饮用。

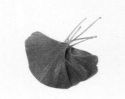

多按耳前三穴，改善耳内血液循环

现在，不少上班族总喜欢长时间戴着耳机听音乐。研究发现，戴上耳机后，声音不易扩散，接触时间长、音量大容易损害听力，导致耳鸣、突发性耳聋，甚至引起头痛、头晕、失眠等症状。因此，建议每天使用耳机不要超过1小时，且音量不可过大。听耳机时，可以嚼口香糖，或者吃点零食。下面两个方法能帮助缓解已经出现的耳鸣头晕。

按摩耳前三穴 \ 提高听力 /

取穴 张开口，在耳屏（俗称小耳朵）前可以摸到一个凹陷处，即为听宫穴；听宫穴垂直稍微往上一点就是耳门穴；听宫穴往下一点则是听会穴。这三个穴合称为"耳前三穴"。

方法 用手不断地挤压耳屏前凹陷处2～3分钟，然后再用手掌心在耳道口连续地做一压一松的动作3分钟，每日3次。由于耳前三穴挨得非常近，用手指在耳屏前凹陷处按摩时，基本上就把三个穴位都刺激到了。

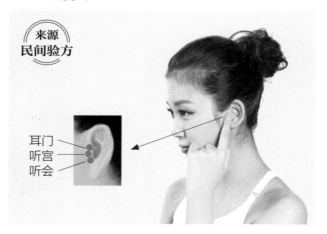

来源 民间验方

耳门
听宫
听会

疲劳无力

人参莲子汤补元气

疲劳是人体的一种感觉，如跑步、游泳、爬山、连续的紧张工作、熬夜、干重体力活儿之后都可能出现这种感觉，大多数好好休息后就会恢复。疲劳过度时，推荐用人参莲子汤进补，也可用川芎党参泡脚。

此方出自《经验良方》，选用人参、莲子，以补气血为主，对慢性疲劳综合征有一定缓解作用。

同效小偏方

川芎党参泡脚解乏

取川芎、党参各40克，放入清水锅中煮15分钟，把药渣过滤掉，然后把药汁倒入盆中。先把脚放在水蒸气上熏蒸，待水温下降后泡洗双脚。每晚临睡前熏泡一次。

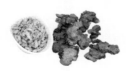

人参莲子汤 \ 补气益血 /

材料 人参5克，莲子20克。

调料 冰糖5克。

做法

❶ 莲子洗净，浸泡4小时；人参冲洗干净。

❷ 人参、莲子、冰糖一齐放入炖盅内，加开水适量，置锅内用小火隔水炖至莲子肉熟烂即可。

用法 佐餐食用。每周2~3次。

特别 \ 叮嘱 / 用前先将莲子心取出，以免影响口感。在服用人参的前3天和后3天，包括服参期间，禁止食用萝卜，也不能饮茶、喝咖啡。

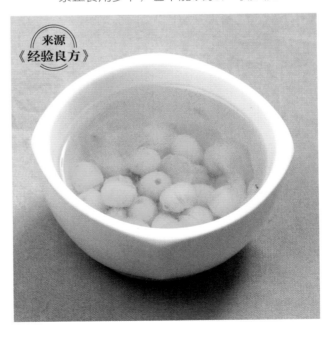

来源《经验良方》

口腔溃疡

萝卜藕汁漱漱口

口腔溃疡，是发生在口腔黏膜及舌边缘上的局部性缺损、溃烂，主要表现为口腔黏膜出现溃疡，形状不规则，边缘红肿，中央为黄白色或灰白色，其大小可从米粒扩至黄豆大小，周围有红晕、较疼痛等。得了口腔溃疡会影响进食、说话，推荐用下面的小偏方来缓解。

萝卜藕汁 \ 清热泻火 /

材料 白萝卜1根，鲜藕1段。

做法 将白萝卜和藕洗净，切块，放在干净的碗中捣碎，用消毒的双层纱布绞取汁。

用法 用汁含漱，每天3次，连用4天可见效。

白萝卜有益胃消食、清热生津的功效。藕有清热生津、除暑热、凉血止血、润肺止咳的功效。二者搭配有利于清热泻火、生津止渴。

同效小偏方

西瓜汁减轻溃疡不适

取西瓜150克，去皮去子，加适量饮用水榨汁即可。饮用时，让其在口中停留2分钟再咽下去，能减轻溃疡不适。也可以用西瓜霜喷雾来缓解。

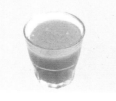

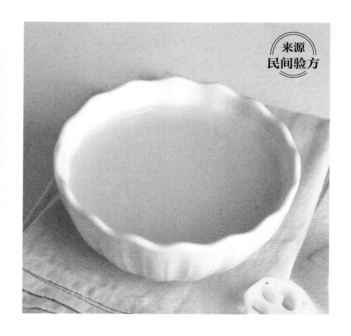

来源 民间验方

口腔异味

嚼茶叶清新口气

导致口腔异味有多种原因，主要包括牙齿的原因如牙龈炎、牙周炎等，不良的生活习惯如抽烟、不爱刷牙等，疾病如肠胃炎、鼻窦炎、咽喉炎等，都可以导致口腔出现异味。为了避免口腔异味，平时要养成规律刷牙的习惯，少抽烟、多喝水、多吃蔬菜。

嚼茶叶 ＼帮助消除口腔异味 ／

材料 茶叶 2 克。
用法 将一小撮茶叶放入口中，细细咀嚼即可。

＼**特别
叮嘱**／ 此方只能暂时消除口腔异味，要找到口腔异味的真正原因才能根治。

古人认为，茶叶可以解毒，又兼有清新口气的功效。

现代医学认为，茶叶中的儿茶素可以缓解口臭，而且其含氟量较高，还能防龋齿。

同效小偏方

薄荷茶防口臭

取鲜薄荷叶 5 克，猕猴桃 2 个，苹果 1 个。将猕猴桃、苹果分别去皮，切块，之后和鲜薄荷叶一起放入杯中，倒入沸水，闷泡 5 分钟后即可饮用。

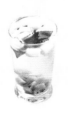

＼**来源**
民间验方／

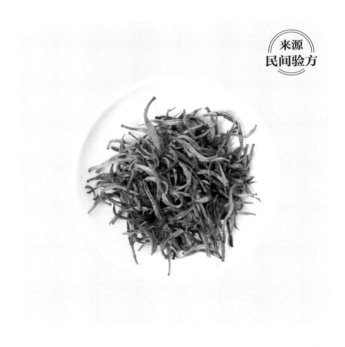

熬夜后脸肿

冬瓜子茶去水肿

晚上熬夜会导致睡眠不足，时间长了可能会影响体内的血液循环，引起面部浮肿。因此，为了健康，要尽量避免熬夜，保持良好的生活习惯和心情。出现浮肿时可以用冬瓜子茶、冬瓜皮饮来急救。

冬瓜子中含有烯酸、葫芦巴素等成分，有利尿作用，可以帮助身体排出多余水分，可缓解水肿症状。

冬瓜子茶 \ 缓解水肿 /

材料　冬瓜子干品 15 克。

做法　将冬瓜子放入锅中，倒入适量清水，大火烧沸后转小火煎煮约 20 分钟。

用法　代茶饮用。一般每日 2 次，连服 5 ～ 7 日。

\ 特别 \叮嘱/　在饮用冬瓜子茶时，要避免与寒凉食物同食，以免影响其去水肿的效果。

同效小偏方

冬瓜皮饮改善水肿

冬瓜皮味甘，性凉，有利水消肿、消暑清热的功效，代茶饮用可以改善肾病、肺病等引起的水肿。取冬瓜皮干品 200 克，研成细粉。用时直接用开水冲服，每次 30 克，每天 1 次。

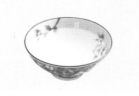

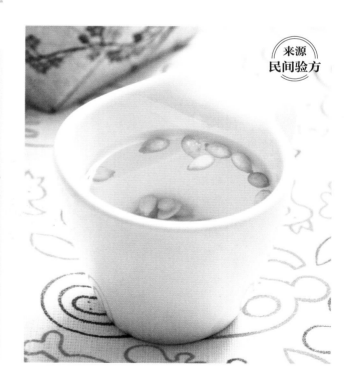

来源
民间验方

鼠标手键盘肘

特效穴位来预防

现代社会，很多人每天使用电脑等电子产品，长时间在键盘上打字或移动鼠标，手腕等关节会因过度活动，导致相关部位肌肉或关节出现麻痹、肿胀、疼痛等现象，即所谓的"鼠标手""键盘肘"。在日常工作中，尽量多活动胳膊，选择带有腕托的键盘，避免长时间使用鼠标。下面的小偏方可以帮助缓解症状。

按摩鱼际穴 \ 改善"鼠标手""键盘肘"/

取穴 第1掌骨中点桡侧，赤白肉际处。

方法 用食指指腹按揉鱼际穴3分钟。

特别叮嘱 除了常规的按摩方法之外，也可以将手放在桌子上，鱼际处抵着桌子，在桌子的边缘进行蹭擦，这样也可刺激鱼际穴。

中医认为，鱼际穴为保命之要穴，能疏通肺经经气，止咳平喘，按摩它可促进手部血液循环，改善『鼠标手』等症状。

同效小偏方

花椒水泡手消肿止痛

取花椒1把，放入清水锅中煮沸后改成小火煮10分钟，稍微冷却。用温花椒水搓洗或浸泡相关部位，每天1次。

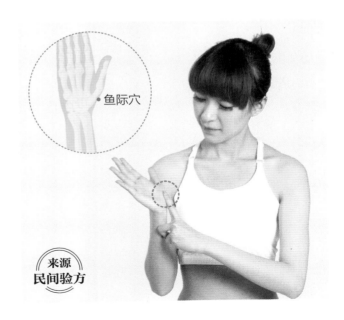

鱼际穴

来源 民间验方

颈椎病

炒盐熨敷化解不适

颈椎病是一种常见的进展缓慢的退行性多发性骨疾患。轻者头、颈、臂、手、上胸、背部疼痛麻木，重者可出现四肢瘫痪、大小便失禁等。日常应注意端正坐姿、保持脊柱挺直，注意肩颈的防寒保暖。肩颈不适时，推荐用下面2个小偏方来缓解。

此方法以盐为导热体，敷于颈椎，可以活血化瘀，促进血液循环，缓解颈椎疼痛。

炒盐熨敷 ＼ 活血化瘀 ／

材料 食盐或粗盐1包。

做法 将500克盐倒入铁锅中，用小火慢慢加热，边加热边用铁铲搅拌，直至温度达到50~60℃时，即可倒入布袋中，将袋口扎好。

用法 用毛巾包裹保温，置于患处。每次热敷20~30分钟，每日或隔日1次，10次为一个疗程。

特别叮嘱 盐加热时要防止盐爆裂进入眼内，烫伤角膜。装盐的布袋要缝制结实。

同效小偏方

转动头部预防颈椎病

转动头部写"米"字，有利于预防和缓解颈椎病。具体方法：以头为笔，用意念调动头部，匀速写"米"字。

笔画顺序为先横后竖，左上点，右上点，左撇右捺。

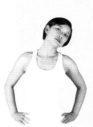

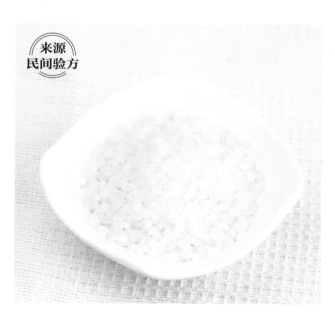

来源 民间验方

腰酸背痛

葱姜茴香酒敷活血化瘀

上班族腰酸背痛大多与坐姿不良、工作压力大、睡眠不足等有关，日常可以通过食疗、改变生活习惯、合理运动，使其得到改善。工作时，座椅最好带靠背，垫上脚凳，加强腰背部的锻炼。也可以用下面的小偏方来缓解。

葱姜茴香酒敷 \ 活血化瘀 /

材料 生姜100克，大葱根、花椒、小茴香各50克，白酒15克。

做法

❶ 生姜和葱根洗净、切碎，捣成泥糊；小茴香和花椒捣成末。

❷ 将上述四味混在一起，小火炒热，加白酒搅匀，装入纱布袋中，敷于患处。

用法 每晚1次，坚持敷用。

\ 特别 \ 叮嘱 / 酒精过敏者慎用此方。

葱姜与花椒、茴香、白酒都为香辛调料，有发散之功，用于外敷有祛寒湿、通血脉、止痛的功效，可以帮助缓解上班族久坐导致的肩酸腰痛等症状。

同效小偏方

芋头湿敷缓解疼痛

取芋头、面粉各200克，姜末20克。芋头去皮切碎，和姜末、面粉一起搅拌均匀，铺在冷敷布上，厚约5毫米，贴在疼痛部位。每隔6小时换1次。

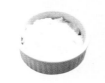

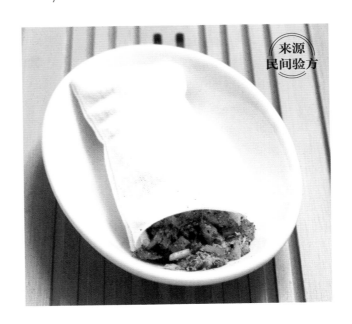

来源 民间验方

宿醉

橘皮绿豆盐汤解酒醒神效果佳

宿醉不仅会对肝脏造成损伤，还易导致急性胃炎，引起心跳加速、电解质失调等。下面这些解酒的小偏方，能帮助缓解宿醉导致的不适，尽快使身体恢复。

橘皮绿豆盐汤 \ 缓解头痛、口干舌燥 /

材料　陈橘皮 40 克，绿豆 30 克，人参 20 克，盐 10 克。

做法　将陈橘皮用盐炒过，然后与其他诸药一起研为细末，拌匀，装入瓷罐中备用。

用法　取 10 克，用白开水冲服，醉酒后早晚各 1 次。

《饮膳正要》中记载『橘皮醒醒汤：治酒醉不解，呕噎吞酸。香橙皮（一斤去白），陈橘皮（一斤去白），檀香（四两），葛花（半斤），绿豆花（半斤），人参（二两去芦），白豆蔻仁（二两），盐（六两炒），上件为细末。每日空心白汤点服』。后取主材简化为现在的方子。

同效小偏方

柠檬蜜汁
缓解酒后不适

此方可帮助分解体内的酒精，缓解酒后反胃、头晕的症状。取柠檬半个，洗净，切薄片，放入杯中，倒入适量温水，加入蜂蜜搅匀即可。每次醉酒后喝一杯。

来源
《饮膳正要》

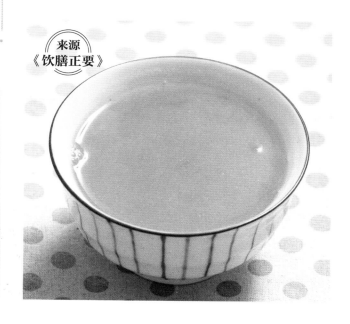